现代著名老中医名著重刊丛书·《第五辑》

现代医案选

萧龙友等 著

人民卫生出版社

图书在版编目（CIP）数据

现代医案选/萧龙友等著. —北京：人民卫生出版社，2008.2

（现代著名老中医名著重刊丛书　第五辑）

ISBN 978-7-117-09581-5

Ⅰ. 现…　Ⅱ. 萧…　Ⅲ. 医案-汇编-中国-现代　Ⅳ. R249.7

中国版本图书馆 CIP 数据核字（2007）第 186238 号

现代著名老中医名著重刊丛书

第五辑

现代医案选

著　　者：萧龙友 等
出版发行：人民卫生出版社（中继线 010-59780011）
地　　址：北京市朝阳区潘家园南里 19 号
邮　　编：100021
E - mail：pmph @ pmph. com
购书热线：010-59787592　010-59787584　010-65264830
印　　刷：北京虎彩文化传播有限公司
经　　销：新华书店
开　　本：850×1168　1/32　　**印张**：8
字　　数：128 千字
版　　次：2008 年 2 月第 1 版　　2023 年11月第 1 版第 4 次印刷
标准书号：ISBN 978-7-117-09581-5
定　　价：17.00 元

出版说明

自 20 世纪 60 年代开始，我社先后组织出版了一批著名老中医经验整理著作，包括医论医话等。半个世纪过去了，这批著作对我国近代中医学术的发展产生了积极的推动作用，整理出版著名老中医经验的重大意义正在日益彰显，这些著名老中医在我国近代中医发展史上占有重要地位。他们当中的代表如秦伯未、施今墨、蒲辅周等著名医家，既熟通旧学，又勤修新知；既提倡继承传统中医，又不排斥西医诊疗技术的应用，在中医学发展过程中起到了承前启后的作用。这批著作均成于他们的垂暮之年，有的甚至撰写于病榻之前，无论是亲自撰述，还是口传身授，或是其弟子整理，都集中反映了他们毕生所学和临床经验之精华，诸位名老中医不吝秘术、广求传播，所秉承的正是力求为民除瘼的一片赤诚之心。诸位先贤治学严谨，厚积薄发，所述医案，辨证明晰，治必效验，不仅具有很强的临床实用性，其中也不乏具有创造性的建树；医话著作则娓娓道来，深入浅出，是学习中医的难得佳作，为近世不可多得的传世之作。

由于原版书出版的时间已久，已很难见到，部分著作甚至已成为学习中医者的收藏珍品，为促进中医临床和中医学术水平的提高，我社决定将一批名医名著编为《现代著名老中医名著重刊丛书》分批出版，以飨读者。

第一辑收录 13 种名著：

《中医临证备要》　　《施今墨临床经验集》

《蒲辅周医案》 《蒲辅周医疗经验》
《岳美中论医集》 《岳美中医案集》
《郭士魁临床经验选集——杂病证治》
《钱伯煊妇科医案》 《朱小南妇科经验选》
《赵心波儿科临床经验选编》 《赵锡武医疗经验》
《朱仁康临床经验集——皮肤外科》
《张赞臣临床经验选编》

第二辑收录14种名著：

《中医入门》 《章太炎医论》
《冉雪峰医案》 《菊人医话》
《赵炳南临床经验集》 《刘奉五妇科经验》
《关幼波临床经验选》 《女科证治》
《从病例谈辨证论治》 《读古医书随笔》
《金寿山医论选集》 《刘寿山正骨经验》
《韦文贵眼科临床经验选》 《陆瘦燕针灸论著医案选》

第三辑收录20种名著：

《内经类证》 《金子久专辑》
《清代名医医案精华》 《陈良夫专辑》
《清代名医医话精华》 《杨志一医论医案集》
《中医对几种急性传染病的辨证论治》
《赵绍琴临证400法》 《潘澄濂医论集》
《叶熙春专辑》 《范文甫专辑》
《临诊一得录》 《妇科知要》
《中医儿科临床浅解》 《伤寒挈要》
《金匮要略简释》 《金匮要略浅述》

《温病纵横》　　《临证会要》
《针灸临床经验辑要》

第四辑《方药中论医集》收录6种名著：

《辨证论治研究七讲》　　《中医学基本理论通俗讲话》
《黄帝内经素问运气七篇讲解》　　《温病条辨讲解》
《医学三字经浅说》　　《医学承启集》

第五辑收录19种名著

《现代医案选》　　《泊庐医案》
《上海名医医案选粹》　　《治验回忆录》
《内科纲要》　　《六因条辨》
《马培之外科医案》　　《中医外科证治经验》
《金厚如儿科临床经验集》　　《小儿诊法要义》
《妇科心得》　　《妇科经验良方》
《沈绍九医话》　　《著园医话》
《医学特见记》　　《验方类编》
《应用验方》　　《中国针灸学》
《金针秘传》

这批名著大多数品种原于20世纪60年代前后至80年代初在我社出版，自发行以来一直受到读者的广泛欢迎，其中多数品种的发行量都达到了数十万册，在中医界产生了很大的影响，对提高中医临床水平和中医事业的发展起到了极大的推动作用。

为使读者能够原汁原味地阅读名老中医原著，我们在重刊时采取尽可能保持原书原貌的原则，主要修改了原著中疏漏的少量印制错误，规范了文字用法和体例层次，在版式上则按照现在读者的阅读习惯予以编排。此外，为不影响原书内容的准确性，避免因换算造成的人为错误，部分旧制的药名、病名、医学术语、计量单位、现已淘汰的检测项目与方法等均未改动，保留了原貌。对于犀角、虎骨等现已禁止使用的药品，本次重刊也未予改动，希冀读者在临证时使用相应的代用品。

人民卫生出版社
2007年11月

目录

（按医案作者姓名笔画为序排列）

文广钧医案

温觉文　整理

文广钧先生为湘东名医，行医40余年。学识渊博，经验丰富。年近七旬，精神矍铄，不废典籍，每日应诊近百人次，毫无倦容。兹选录所记，皆根据原始记录编写。

腹泻

罗扬廷，男，21岁，住醴陵县王仙乡，于1956年8月8日门诊。

溏泻已二月，曾服中药40余剂未效。肌肤苍白，头昏目眩耳鸣，晨兴即泻，且有不消化之物，心烦口渴，食欲不振，舌绛无津，体温36.4℃，脉细软微弱，右关尤甚。按此症乃脾湿正虚之象，为日已久，法当从本治。

参须二钱　白术三钱　茯苓三钱　葛根三钱　藿香三钱　广木香一钱　炙草一钱五分

二诊（8月11日）：服前方二剂，腹泻稍减，口已不渴，津液已生，但仍虚羸少气，法当健脾养胃。

台党参三钱　茯苓三钱　白术三钱　怀山药三钱　扁豆三钱　广皮一钱五分　莲肉三钱　苡仁二钱　砂仁一钱五分　桔梗三钱　炙甘草一钱五分　大枣五枚

三诊（8月14日）：经治已获大效，食欲渐增，舌苔黄白，脉息平匀，手足微冷，体温 36.8℃。仍须调理脾胃。

潞党参三钱　白术三钱　茯苓三钱　广皮一钱五分　法夏三钱　北姜一钱五分　桂枝一钱五分　炙甘草一钱

四诊（8 月 18 日）：服前方二剂，腹泻已愈，食增神爽。但两耳轰鸣，舌强语难，体温 37℃，脉虚弦微滑，仍宜健脾开胃兼通心窍以治。

潞党参三钱　法夏三钱　广皮二钱　枳实二钱　白术三钱　茯苓三钱　山甲珠二钱　花粉三钱　建菖蒲一钱五分　炙甘草一钱　生姜三片

自此未来复诊，后经询访，云已痊愈。

按：山甲味淡性平，气腥而窜，其走窜之性无微不至，故能宣通脏腑，贯彻经络，透达关窍。若但知其长于治疮，而忘其它长，未免浅视山甲。文老遇此等症，每于对证方中加此一味，收效甚速，特此附记。

妊娠中恶

张淑媛，女，20 岁，住醴陵县黄沙乡，于 1956 年 7 月 5 日出诊。

妊娠七月，肚腹绞痛，小腹尤甚，呕吐痰涎，四肢厥冷，全身强直，神志昏迷，胎位下坠，舌苔黄白，体温 37.4℃，脉象弦滑。按此症系气血不和，精神衰弱，故邪毒之气得以中之。治宜补气驱恶，和血化痰。姑仿仲景法以治。

潞党参五钱　黄柏二钱　桂枝一钱五分　川连一钱五分　细辛一钱　当归三钱　川芎二钱　川椒二钱　吴萸一钱五分　北姜一钱　乌梅三粒

二诊（7月9日）：自诉服前方一剂，胎位即正常，腹痛亦减。服完三剂，病已痊愈，因恐复发，特来复诊。体温37.5℃，脉象滑疾，拟用金匮法以善其后。

潞党参三钱　当归三钱　川芎二钱　白芍四钱　泽泻二钱　白术三钱　茯苓三钱

风寒湿痹

张正东，男，34岁，住醴陵县讷山乡，于1955年8月16日门诊。

内有蕴热，外冒风寒，与内湿搏结而为痹，头身俱痛，寒热互见，腰以下如瘫痪状，两足不能动移，只能仰卧，不能翻身，口苦干渴，小便赤热，舌苔粗黄而腻，体温37.8℃，脉象弦数，治宜疏风散寒，清热利湿，调和营卫。

苦参五钱　羌活二钱　防风三钱　猪苓三钱　泽泻三钱　条芩三钱　葛根五钱　苍术四钱　知母四钱　茵陈五钱　当归三钱　甘草一钱

二诊（8月18日）：服前方后，寒热已退，身痛亦减，两足稍能移动，舌苔黄白，脉象虚弦，仍宜祛风散寒，疏经活血。

当归三钱　川芎二钱　茯苓三钱　胆草三钱　杭芍四钱　羌活二钱　苍术三钱　防己三钱　生地五钱　白芷三钱　桃仁三钱　牛膝四钱　广皮二钱　防风三钱　生姜三片　兼灸承山穴（双）。

三诊（8月21日）：经治已获大效，能自来门诊。舌苔少有薄白，脉象渐趋和缓，仍宜调和气血，兼祛风湿，以善其后。

黄芪五钱　独活二钱　秦艽三钱　防风三钱　当归三钱　杭芍六钱　川芎二钱　生地三钱　茯苓三钱　桂枝二钱　牛膝三钱　杜仲四钱　细辛一钱　续断三钱　炙甘草一钱

妇人癥瘕

柳淑媛，女，37岁，住醴陵县东堡乡大顺农业社，于1957年6月11日门诊。

面色苍白，头昏目眩，四肢痹痛，往来寒热，小腹硬满胀痛拒按，白带淋漓，大便气坠，小便黄热，月经先期，量多色紫，口苦干渴，不思食，舌苔黄白而粗，体温39.1℃，脉弦数。此系肝经湿热下注，兼感风寒，燥气延入下焦，搏于血分，坚结不散而成癥瘕，拟用长沙法。

柴胡三钱　法夏三钱　条芩二钱　枳实三钱　杭芍四钱　栀仁一钱五分　厚朴二钱　锦纹大黄五钱　左金丸一钱　生姜三片　大枣四枚

二诊（6月14日）：服前方表解渴减，大便微通，小腹灼痛稍减，余症同前。舌苔黄白根粗，脉象弦数，体温37.6℃。拟用大黄牡丹汤。

桃仁三钱　丹皮三钱　冬瓜仁四钱　锦纹大黄六钱　元明粉四钱

三诊（6月18日）：服前方后，腹稍软，疼痛亦减，但仍干呕，微渴心烦，小便热痛，大便不畅，白带淋漓，神疲气短，体温37.5℃，脉弦而微数，法宜清热软坚，理气调血。

丹皮四钱　元胡三钱　栀仁二钱　川芎二钱　苡仁五钱　川连一钱五分　昆布三钱　海藻三钱　赤芍三钱　乳香一钱五

分　没药一钱五分　当归三钱　夏枯草三钱

四诊（6月21日）：服前方已获大效，二便通畅，但仍灼热，腹变软，疼痛亦止，白带量减，下紫血块甚多，体温37℃，脉仍弦，舌苔黄白而燥，拟照前方增滋燥润下之品以治。

元参五钱　生地三钱　麦冬三钱　丹皮三钱　杭芍六钱　栀仁一钱五分　川连一钱五分　当归三钱　昆布三钱　海藻三钱　乳没各一钱五分　枳实一钱五分　厚朴三钱

五诊（6月25日）：食增神爽，脉息平匀，法宜养血润燥、生津以清余热。

元参五钱　生地三钱　麦冬三钱　厚朴二钱　天冬三钱　瓜蒌霜四钱　当归三钱　枣仁三钱　杭芍六钱　枳实二钱　火麻仁六钱

六诊（7月4日）：诸症息除，腹硬全消，且泻下脓样物甚多，腹部仍有隐痛，体温37℃，脉象和缓，舌苔薄白，拟用金鉴法以善其后。

潞党参五钱　当归三钱　杭白芍六钱　苡米四钱　川芎二钱　生地三钱　乳没各一钱　广皮二钱　吴萸一钱五分　续断三钱　香附米六钱　草节一钱

妊娠大便难

李年贞，女，21岁，住醴陵县东堡乡新庵农业社，于1958年8月16日门诊。

素体阴虚，肝脾蕴热，妊娠七月，大便难，小便利，小腹胀坠，阴户肿痛，体温37.4℃，脉弦滑，苔黄白，拟金匮法加减。

苦参五钱　当归二钱　尖贝一钱五分　杭芍四钱　川芎

二钱　生地三钱　泽泻三钱　茯苓三钱

未来复诊，后经访问，云服药三剂而愈。

按：金匮原文：“妊娠小便难，饮食如故，当归贝母苦参丸主之。”此案妊娠大便难，吾师投以此方，竟获捷效。近贤秦伯未先生在金匮要略杂病浅说一文中亦曾认为“小便难”当是大便难，确具卓见。文老常云：“据我近40年来的临床体会，当归贝母苦参丸治孕妇便难之不任攻下者，确有复杯即愈之效”。此类病例，余见颇多，投以此方，效若桴鼓，供同道参考。

（原载中医杂志1959年8月号）

王仲奇医案

王蕙娱　王燕娱　整理

王仲奇先生原籍皖歙，悬壶上海40余年，擅治内科杂症。于1945年逝世，遗留医案甚多，现正进行整理，兹先选录数则，供同道参考。

肝郁胃弱

吴姓，男。病之始起，胃脘右胁下痛，盖肝脉贯鬲，布胁肋，两胁皆属于肝，肝体实居右，不过气运升降行诸左耳。若大便秘结，嗳腐吞酸，无非肝气倒行逆施，迫令胃气不得下行，痛本不通之义。至于腰痛，非肾胃相关之故耶。今病已逾半载，谷食全不能进，而菜肉又禁不予食，胃气伤残极矣。人以胃气为本，中焦为精液气血朝会之所，胃气愈伤，消化愈弱，精液气血渐涸，肌肉筋骨，何所赖以养。稍进饮食，胸脘即胀闷欠适，是中焦之腐熟水谷呆钝。大便秘，小溲少，应出不出，甚则呕酸，则应纳而反出矣。腹虽绷，按之则耎而不坚，定非有形积滞，了无疑意。诊脉百至，虽有弦象，幸不刚劲。舌光无苔，胃气消乏，大抵如此。久病色夺，亦属寻常。惟肌肉消瘦太甚，形羸不能服药，扁仓以为难耳。

蒸当归　炒白芍　藏红花　茯苓　旋覆花　蒲公英　宣木瓜　无花果　伽楠香（剉细末分两次服）　建兰草

陈大麦（微炒去外层粗皮）

二诊：脉象如前，虽弦而尚和缓悠扬。惟色皖，少津泽，非经旨久病色夺之状耶。经不云乎，阳明之气，以下行为顺。上焦不行，则下脘不通。两日来，牛乳、面包饮啖尚适，但未大便，小便亦未畅，所谓九窍不利，肠胃之所生也。久病胃薄，以顾后天为急务。拟从原意，无事更张。

油当归　微炒白芍　藏红花　藏复花　茯苓　赖橘红　蒲公英　宣木瓜　郁李仁　伽楠香　建兰草　陈大麦　鲜菖蒲

三诊：脉仍如前，色转津泽，形羸肢瘦如故。有形血肉，原不能遽然充复。幸饮食增进，后天资生有赖，岂云小补。惟脾、胃、大肠、小肠、膀胱、三焦为仓廪之本，名曰器，化糟粕，转物出入。三日来，大便未下，腰酸，少腹胀闷，是脾元之健运，仍未灵转，肠胃之变化传道受盛，亦未各得其所。如机轴然，停顿已久，旋转运行，难得骤复。要之此恙如谷气日增，二便通调，不添枝节，自可渐入佳境。

油当归　玉苏子（研去壳）　郁李仁　火麻仁　蒲公英　茯苓　赖橘红　霞天曲　红花　桃仁（去皮尖研）　建兰草　鲜石菖蒲　炒荞麦炭

四诊：脉象较前缓和，形色亦稍充旺，能进牛乳糜粥面包，大便通调，小便较畅，有日起有功之象。惟纳食后，胸脘间微觉胀闷，脐腹内呱呱作鸣，则由脾胃健运磨化，困惫已久，一时未易灵转之故，宜静养缓图，毋求治太急。

全当归　玉苏子（研去壳）　赖橘红　茯苓　省头草　蒲公英　炒六曲　白蔻仁　川朴花　建兰草　鲜石菖蒲　荞麦炭

五诊：脉象较前缓和，弦象既退，亦不歇至。面颜已有精采。两手鱼际，亦略有红晕。胃纳仍糜粥面包牛乳之属。大便已不若前之难解。偃卧微觉腹闷，而嗳气酸腐，业已见平。肠胃腑气渐通，三焦之腐熟出纳，亦复逐渐灵敏。盖脏腑之有疾也，譬犹刺也，犹污也，犹结也，犹闭也。刺虽久，犹可拔也；污虽久，犹可雪也；结虽久，犹可解也；闭虽久，犹可决也；但久病元气凋残之余，谅非一朝一夕所能恢复。今胃气方苏，津液仅能自养，殊不足以敷布脏络，荣养肌肤，是以脉候日渐转机，肌肉尚未充长。气固可瞬息返还于无何有之乡，而血肉有形，则必津液充溢而后成也。此后宜安心调养，节其食欲，心能执静，道将自定，气血将不期然而复，精神将不期然而振。气著则病，气行则愈，自然日臻康泰矣。

蒸透祁术　蒸当归　茯苓　砂仁　广皮白　蒲公英　木瓜　炒谷芽　杏仁　鲜兰草　米炒荷叶

风邪兼滞

胡姓，男。自秋季以来，气候亢燥，雨露稀少，冬令复苦旱，早晚寒而日中燥，肺气之宣化肃降，其捍御已苦不及，加以旅行酬应，食滞于中，风搏于外，天气通于肺，地气通于咽，上焦不行，下脘不通矣。始初右胠吸气引痛，既而发热，热不甚炽，肢乍凉，卧不安稳，时咯痰沫，前曾见红少许，或微欲呕，大便近旬日未下，小溲亦少，少腹稍硬且觉热，脉濡稍见弦数，舌前半截红而不光，后则有灰积苔未化，见证种种，在肺、在胃、在肠，盖三焦皆病也。苟肺气宣，胃气降，三焦行，下脘通，诸证自可向愈。体质虚弱，与所患之恙，毫无干涉，若云虚热，未有凭空而至也。不过用药宜审慎，勿蹈诛伐无过之讥可耳。叶香岩谓：开上郁，佐中运，利肠间，亦是宣通三焦，且仿此意为之。

杏仁（去皮尖研）三钱　法半夏一钱五分　炒陈枳壳一钱五分　通草一钱　全瓜蒌三钱　蒲公英三钱　佩兰三钱　天花粉二钱　旋覆花一钱五分　生苡仁三钱　茯苓三钱　建兰草三钱

二诊：脉来濡细而弱，弦数之象减退，举动萎靡，殊乏气力，惟静卧尚觉安稳，呼吸亦平，颇有精气夺则虚之征。热未退净，亦不甚炽，昨夜深时，面仍有光，鼻梁泛赤，移时即已退去，此亦浮游之热使然。今晨寐觉口干微苦，嗣咯灰韧之痰，胸宇微觉震痛，缘灰韧痰胶滞，喉即肺系，着力咯出，肺体震动而无伤，故旋痛旋安，且能进稀粥碗许，略知谷味，亦不泛呕，以胃气有就和之意。大便已十二日未下，腹中并无所苦，亦无燥实里急见证，上焦不行，下脘不通，无非气分之结，即舌苔之灰积，亦未始非体弱胃困，少消融输化之力，有以使之然也。仍从三焦治法，宣肺气，养胃阴，兼利肠府以消息之。

金钗斛三钱　西洋参（另炖冲）一钱五分　天花粉三钱　无花果二钱　海蛤粉（包煎）三钱　蒲公英三钱　橘络一钱　生苡仁四钱　建兰草三钱　茯苓三钱　杏仁（去皮尖研）三钱

荸荠两枚　糯稻根须一两（煎汤代水煎药）

三诊：饮食入胃，以传于肺，五脏六腑，皆以受气，其清者为荣，浊者为卫，荣者水谷之精气也，卫者水谷之悍气也。肠胃为水谷之海，化糟粕转味出入，故阳明之气，以下行为顺，肺气为微邪所干，肠胃为食滞所困，上焦不行，下脘不通，而体元素弱，少抗御之力，即不能载之外出，又未能驱之使下，悍气多，精气少，致使浮游之热，时有时无，乍轻乍剧，午夜稍甚者，荣弱卫强也。当热甚时，面光准赤，阳明之脉荣于面，鼻为肺窍，而准则脾胃之外候也，唾沫亦午夜为甚，以胃热盛则廉泉开，沫之多少随热之升降进退为转移，今诊脉，仍濡数，在六七十至之间，来去俱平，积苔虽未化去，然已稍浮，小便较淡且长，大便欲解未解，以是腑气有欲行之意，微邪有欲解之机。仍以宣肺气，养胃阴，兼行腑气，令三焦分解可也。

西洋参（另炖冲）一钱五分　炒知母二钱　杏仁（去皮尖研）三钱　金钗斛三钱　鲜地骨皮四钱　蒲公英三钱　无花果二钱　炒香白薇二钱　建兰草三钱　野茯苓三钱　生苡仁四钱　鲜橘叶一钱五分　风化硝一钱　糯稻根须一两（煎水煎药）

四诊：昨用宣肺气，养胃阴，稍佐行腑，并施以导法，大便得解，先硬后溏，虽十余日方下，非阳明腑实，不过气分之结。浮游之热，原可由渐而解，但志意忽感不乐，心烦虑乱，神思不宁，寐不得安，阳不肯藏，致五内尚觉炎热，热时面光准赤，口舌干燥，心藏神，舌固心之窍也。然弦数之脉较退，濡细而来去颇清，似属病机向愈之征。既非变病加病，何为多忧多虑，苟能清虚静泰，少思寡欲，虽有贼邪，莫之能害矣。

西洋参一钱五分　丹参二钱　生苡仁三钱　金钗斛三钱　海蛤粉三钱　建兰草三钱　野茯苓三钱　川贝母一钱五分　炒香白薇二钱　银花三钱　糯稻根须一两（煎水煎药）

五诊：脉来濡弱，已颇纯和，浮游之热，亦已净尽。舌薄且淡，液亦渐回，面容亦甚清亮，病机业已获愈。午后环脐微痛，旋即泄气，而痛就瘥，肠府之悍气，得由此而泄。再以清理胃阴，为坚壁清野之计，静心摄养，自然日臻康泰矣。

西洋参一钱五分　野茯苓三钱　生苡仁三钱　金钗斛三钱　广皮白一钱　建兰草三钱　海蛤粉（包煎）三钱　炒杭白菊二钱　川贝母（去心）一钱五分　清水炙甘草一钱　生谷芽五钱

（原载中医杂志 1959 年 8 月号）

王朴诚医案

尚古愚　张荣显　整理

吾师王朴诚先生为蜀中名医，一九零三年悬壶成都市，即负越人入咸阳之誉。前岁来京，任中医研究院儿科治疗工作，临证问病，不厌求详，立方遣药，丝丝入筘。年逾八旬，精神矍铄，常亲典籍，尤可钦佩。兹将所记治例数则，录供参考。

婴儿鹅口疮二例

丁姓女婴，初生二十天，住三〇一医院。一九五七年二月六日前往会诊。

口内布满白斑，吞咽困难，时作惊啼。此系胎热上攻，心脾热气熏发于口，法宜清解。

云苓一钱　麦冬一钱　银花一钱　连翘一钱　熟军三分　甘草五分

二诊：服前方三剂，口内白屑消退，哺乳无碍，由于胃为气逆，间作哕声，微喘。治宜清热调胃。

云苓一钱　银花一钱　枳壳五分　柿蒂一钱　石斛一钱　麦冬一钱　竹茹一钱　甘草四分

按：服后神情正常，嘱病去远药，加意调护。

聂姓女婴，初生二十七天，住三零一医院。一九五七年二月十二日会诊。

生后十二日即患鹅口疮，白斑累累如云片，致碍哺乳，形神衰疲，肤色不荣，显系胎热内蕴，郁久不化，若不及早泻热救焚，恐成燎原之势。拟清心解毒之剂，以观后效。

雅连五分　黄芩一钱　熟军一钱　银花二钱　连翘二钱　花粉二钱　麦冬一钱　青黛三分　儿茶三分　甘草四分　鲜橄榄二枚（捣破）

二诊：热势稳定，白斑未蔓延，仍拟清热解毒法。

连翘一钱　银花二钱　黄芩一钱　熟军一钱　麦冬一钱　云苓一钱　花粉一钱　生甘草四分

三诊：前方服后，热势下泻，口内白屑减退，乳食增进，神情好转，只余炎熏肺作咳，以解热宁肺为治。

杏仁五分　云苓一钱　石斛一钱　雅连三分　黄柏五分　酒芩一钱　银花二钱　连翘二钱　青黛三分　柿蒂一钱　熟军一钱　甘草五分　车前草一株

四诊：三日来，泻下稠粘，口疮渐净，咳亦大减，眠食无碍，神色转旺。拟前方减味，以肃余热，并望细心调护。

银花二钱　麦冬一钱　连翘一钱　石斛一钱　云苓一钱　熟军三分　花粉一钱　甘草四分　车前草一株

痄腮

高小琴，女，四岁，住西四丁字街十七号，一九五七年三月八日来诊。

发热，微恶寒，口干作渴，左边腮颌部高肿焮痛，二便不利。此系风热壅滞，阳明少阳并病，肿已两日，欲作脓势，应予疏解，免成发颐之患，以清热解毒为治。

龙胆草二钱　白芍二钱　山栀皮二钱　酒芩二钱　花粉二钱　银花二钱　连翘二钱　酒军二钱　生地三钱　苦丁茶二钱　夏枯花二钱　生甘草五分

二诊：前方服两剂，表里症俱解，肿消红退，痛亦大减，可以不致再有他患。即用前方减味，以散余毒可也。

生地三钱　龙胆草二钱　山栀皮二钱　黄芩二钱　熟军二钱　连翘二钱　花粉二钱　泽泻二钱　银花二钱　甘草五分

温毒发斑

王连雨，男，十一岁，一九五七年五月十五日初诊。

三年前周身发现紫红色斑疹，服中药治愈，去年又复发一次。近来四肢又出现紫色斑疹，已经两月，经西医诊断为过敏性紫癜。有时发热，小便短黄，大便色黑，脉洪数，舌苔黄白。系由于温毒郁滞，热邪入里，法宜清解。

丹皮二钱　赤芍二钱　生地二钱　山栀皮二钱　黄芩二钱　银花二钱　连翘二钱　荆芥穗二钱　藕节二钱　蝉蜕一钱　甘草一钱　鲜芦根三钱　车前草二钱　清宁丸二钱（分两次兑药冲服）

二诊服前方后，疹毒消退，周后又时隐时现，伴有牙痛。此温毒未尽，血热上泛所致，拟以平肝清热之剂。

生地二钱　云苓二钱　泽泻二钱　丹皮二钱　茜草二钱　骨碎补二钱　刺蒺藜二钱　地骨皮二钱　甘草梢一钱五分　怀牛膝二钱　车前草二钱

三诊：诸证悉减，惟精神倦怠，面色青黄，由于肝盛克脾饮食懒进，苔黄白相间，脉息平平。本治肝实脾之义，以六君子汤调理之。

沙参二钱　白术二钱　云苓二钱　法夏二钱　广皮二钱　藿香二钱　砂仁五分　炙甘草五分

四诊：饮食增进，余无所苦，四肢疹痕犹有未尽，改用养阴活血佐以清解之剂为治。

生地二钱　丹皮二钱　赤芍二钱　豆卷三钱　稻芽三钱　云苓二钱　荆芥一钱五分　防风一钱五分　白茅根三钱　银花二钱　连翘二钱　蝉蜕一钱　甘草五分

按：前方服三剂，疹痕全消，神情活泼，中间偶因饮食失检，发现便溏，用藿香正气丸与香砂六君子丸间日轮服二钱，经旬而愈。此证虽属阳证，法当清解，但因历时过久，肝脾受损，虚实互见，故本扶正驱邪标本兼治之意，使气血调和而伏邪自去。小儿易虚易实，用药必须权衡轻重缓急，末期用丸药调理，亦久病缓治勿使过剂之意。

风湿肢体肿痛

孙建民，男，十岁，住和平里七区林业部，一九五七年六月十八日初诊。

患儿于五零年，左脚忽然肿痛，用中药外敷治愈。五二年复发，左脚外踝骨发现微肿，未与注意。至五三年扩展至左膝及周身骨节亦发现肿痛，屡治未效。五六年十二月来京，经各个医院诊治，认为系血液病或血小板减少紫癜症，历久不愈。周身现有紫色肿块，肢体疼痛，游走不定，脉浮缓。此证系由于风寒湿毒侵入腠理，有成流注之势，宜急予除湿导滞祛风散瘀之剂：

松节三钱　木瓜三钱　秦艽二钱　独活二钱　牛膝一钱　杭芍二钱　茵陈二钱　茅术二钱　防风二钱　川芎一钱　云苓二钱　甘草五分　桑寄生二钱

二诊：服前方两剂，膝部仍然肿痛，肿处蓄有瘀血，皮肉赤紫，脉现沉缓。由于肝肾虚弱，风邪流入脚膝，寒湿注于关节，故有此症。用千金独活寄生汤为治：

独活二钱　桑寄生二钱　杜仲二钱　细辛五分　沙参二钱　秦艽二钱　生地二钱　桂枝二钱　白芍二钱　防风二钱　牛膝二钱　当归二钱　川芎一钱　云苓二钱　甘草五分

三诊：寒湿渐去，膝部肿痛轻减，中间因饮食减少，脉来沉细，易以培本和胃之品，香砂六君子汤加味：

沙参二钱　白术二钱　云苓二钱　法夏二钱　陈皮二钱　藿香二钱　砂仁五分　稻芽三钱　神曲二钱　焦楂二钱　炙甘草五分

按：服药后肢体疼痛已轻减，饮食亦增进。九月二日又因积食滞胃，兼染疟疾，用达原饮加减治之。疟疾愈后，饮食睡眠均好，神情活泼，膝部痛减。足肿未全消，两足经常发凉，不良于行，续拟温中散寒之剂方用：

制附片一钱五分　炮姜一钱　沙参三钱　白术二钱　法夏二钱　砂仁六分　松节二钱　木瓜二钱　甘草五分　桑寄生二钱

服药后，精神、眠食均有增进。十月二十日，右肘部又发现肿块，经一昼夜即消，右腿能屈伸自如，痛亦轻减，两足亦已回暖。由于身体虚怯，气血乖违，虚邪与血气相搏，以致聚于关节筋络间之风寒湿邪散而不尽，仍以独活寄生汤为治，外用虎骨膏贴患处。中间一次因嬉戏过劳，左脚外踝又现轻微肿痛，与以培元固肾之剂。两月后肢体关节肿痛及瘀血均已次第消失，未见复发，嘱其每早晚服六味地黄丸二钱，以滋水培木助其恢复，由于为日过久，气血大亏，除加意调护外，佐以人参归脾，连服十剂，不再反复。

痰喘惊风

任小江，男，一岁又八个月，住水獭胡同九号，一九五七年二月十四日入住儿童医院，十六日会诊。

神识不清，颜面苍白，口围青紫，呼吸困难，晨起口角抖颤，两手抽搐，指纹沉滞发紫。经医院诊断为大叶性肺炎。前几日因饮食失调，即现发热，随时躁扰不宁，此乃积滞化热，气不宣泄，兼之气血不和，为风邪所中，故发而为惊，宜先导滞泻热，以减风势。

连翘一钱　黄芩一钱　稻芽二钱　枳壳一钱　花粉二钱　云苓二钱　石斛一钱　焦楂一钱　益元散二钱

二诊：热势未退，泄泻色青，惊动不安，两目直视，颜色苍白，止而再搐，此乃肝木乘脾而生虚风之证，宜予柔肝息风滋水和血之剂而挽危急：

生地二钱　丹皮二钱　枣皮二钱　茯神二钱　泽泻一钱　怀药二钱　白芍二钱　当归二钱　钩藤二钱　薄荷叶一钱　桑寄生二钱　用伏龙肝煮水煎药。

三诊：服上药两剂，不再发搐，似已有回生之意，但仍痰满胸喉，面白喘急，神识未清，躁扰不宁，以滋水定风祛痰逐滞为治：

白芍二钱　生地二钱　法夏二钱　云苓二钱　泽泻一钱　丹皮二钱　怀药二钱　枣皮二钱　礞石滚痰丸三钱（分三次用煎剂化开兑服）

四诊：服药周时后，泻下稠痰风涎，咽喉已无壅塞不利之象，较前安静宁贴，虽仍喘咳，亦已大有转机，以清燥润肺祛痰定喘为治：

云苓二钱　花粉二钱　麦冬二钱　山栀皮二钱　连翘二钱　苦杏仁二钱　石斛二钱　川贝母一钱五分　礞石滚痰丸三钱（服法如前）

五诊：神识更见清楚，已能安睡，因风邪痰气结实于肺胃之间，其势虽减，余焰未尽，致口舌溃破，影响吞咽，此乃病邪外透之象，已无大碍，本随证清下之法为治：

川贝母一钱五分　花粉二钱　栀壳二钱　麦冬二钱　云苓二钱　法夏一钱　广皮一钱　化红二钱　清宁丸二钱（分三次兑药化开冲服）　鲜梨汁一杯（分次兑服）

按：服前方两剂，诸证悉减，喘定风息，眠睡安稳，口疮亦已平复，吞咽无碍，中间因饮食过度，微热不安，有瘥候食复之象，曾以栀豉汤投之而愈。继以调理脾胃之剂以善其后。从发病至康复，历时二十天。

疹毒内陷

逵卓军，女，三岁，住万寿路二十六号。一九五七年一月三十日，在三〇一医院会诊。

患儿于一月二十八日入住医院，沉睡不醒，牙关紧闭，项部强直，大小便失禁。入院前十二天，曾发现麻疹，中间一度隐没，四天前又欲出不出，欲透不透，稽延至今，只皮下隐隐，尚余疹痕，医院诊断为中毒性脑炎。此系在发疹过程中，因风邪闭塞而见点不透，终变危候，急须辛凉宣透，以观后效。

升麻一钱　粉葛一钱五分　银花二钱　连翘二钱　芥穗一钱　牛蒡子二钱　黄芩二钱　桔梗二钱　木通二钱　甘草五分　淡竹叶二钱　鲜芫荽一钱五分　水煎二次合匀不拘时服。

另外，用上列处方一剂，加酒煮水盛入盆内，用布蘸水擦熨，先从头面、前胸、后背熨起，然后遍于四肢，手足掌心，熨后拭干，用被复盖，取微汗。

按：次日复诊，呼吸转匀称，疹色较红润，余症无增减，神识尚未恢复，不能吞咽，饮食药物，均佐以鼻饲。仍用原方去升麻，加菖蒲一钱五分、蝉蜕一钱五分、云苓二钱。外用五积散煮水洗熨。

三诊：气息渐调，偶一作啼，但仍嗜睡，曾大便一次，恶臭不成形。是疹毒尚未透尽，肺胃蓄有热邪，尚应清解。

银花二钱　连翘二钱　云苓二钱　黄芩二钱　木通二钱　桔梗二钱　花粉二钱　熟军一钱　芥穗一钱　麦冬二钱　防风二钱　枳壳一钱五分　甘草一钱　车前草二钱

按：经调治三日，麻疹已没，只因疹毒客于经络，复逢风寒相折，神昏无汗，项背强直，左肢痉挛。唯脉息尚佳，虽未脱险，似有转机。以解表清热为治，前方去木通、花粉、枳壳、麦冬，加苏梗二钱、牛蒡子一钱五分、蝉蜕一钱、太乙丹三粒（化开分次兑药冲服）。

五诊：药后微汗，偶一转侧，即能啼哭，左手仍时作惊掣，下肢已能屈伸，风势已去，大有转机，两日未大便，治宜解毒养阴以清热邪。

生地二钱　云苓二钱　麦冬二钱　花粉二钱　杭芍二钱　泽泻二钱　银花二钱　连翘二钱　蝉蜕一钱　桔梗一钱　枳壳一钱　熟军一钱　车前草一株

六诊：三日来诸证悉减，神识清楚，已能欢笑，四肢柔和，不再发搐。由于病时津液耗竭，不能荣其筋脉，故动作缓慢，尚感乏力，宜调理肝脾，助其恢复。

茯神二钱　麦冬二钱　生地二钱　银花二钱　连翘二钱　橘络二钱　蝉蜕一钱　杭芍二钱　稻芽二钱　甘草五分　桑寄生二钱

按：越五日，眠食俱佳，嬉笑如常，扶床学步，已无所苦。

（原载中医杂志 1958 年 6 月号）

孔伯华医案

孔嗣伯　整理

先父孔伯华毕生研究祖国医学，历五十年之久，对中医保健事业有一定之贡献，不幸于一九五五年逝世，今将其生前医案之一部分整理，谨供同道参考。

癥、瘕、臌胀（三例）

［例1］魏姓，男，十三岁。

湿痞已久，肝脾并困，西医谓为生瘤，剖视而不能治，徒伤气血，正损而病愈重，腹胀如鼓，坚实拒按，大便频、小溲赤浊，饮纳均减，脉弦滑而实，姑予内消兼顾气血以安之。

生牡蛎（包先煎）四钱　生槟榔五分　炒二丑（各）五分　生橘核四钱　生海蛤（包先煎）八钱　荆三棱一钱　川牛膝三钱　川连一钱　云茯苓三钱　蓬莪术一钱　大腹绒二钱　生枳实一钱　生滑石块四钱　萹蓄三钱　杜仲炭二钱　瞿麦三钱　桂圆肉二枚　犀黄丸一钱（研细冲服）（服二剂）

二诊：晋服两剂，大便下黑色水，溲利胀减，拒按之状、不似前剧，腹部较软，脉仍弦、滑，舌苔黄垢而腻，宜遵前方稍事增减。

原方内去龙眼、瞿麦、萹蓄、加煨广木香七分、粉甘草（水炙）五分、肥玉竹一钱、改牡蛎为六钱、三棱、莪术各加五分。（服三剂）

三诊：症已愈十之七、八，腹部平软，精神转佳，二便已正常，脉滑、沉取乏神力，惟苔退未净、思纳颇甚，应慎饮食、以免食复，再酌情变通前方。

生牡蛎（布包先煎）四钱　莱菔子（煨）三钱　鸡内金三钱（砂仁五分同水煨）　云苓皮三钱　焦谷稻芽（各）三钱　川牛膝三钱　焦枳壳一钱五分　铁心甘草五分　旋覆花（包煎）二钱　生赭石三钱　犀黄丸五分（研细冲服）（服五剂）

越半年、其母来诊，借悉症遂药而痊。（嗣伯谨记）

［例2］刘姓，妇，三十二岁。

三焦蓄水，大肠结闭，形冷颇甚，腹胀而鼓，大便燥秘，小溲少，脉滑而数，当导滞利水。

鲜芦根一两　清宁片一钱（开水泡兑）　杏仁泥三钱　旋覆花三钱（包煎）　生赭石三钱　清半夏三钱　嫩桑枝八钱　广陈皮一钱五分　肥知母三钱　大腹绒一钱五分　川朴花一钱五分　莱菔子四钱　元明粉七分（冲入）　苏合香丸一粒（和入）（服三剂）

二诊：前方连服三剂，二便俱行，形冷，腹胀均减，然食纳仍少，四肢困顿，脉弦、数、右关大、再加味治之。

原方加川椒目五分、佛手片一钱五分、茵陈二钱、川郁金（生白矾水浸）三钱、忍冬藤四钱，去元明粉、莱菔子。嘱服四剂。

三诊：症象逐渐消失，精神颇健，谷化亦佳，脉六位匀滑，症甫向愈之际，宜肃清湿邪。

炒秫米（包煎）三钱　猪苓三钱　桑上寄生八钱　炒薏米（包煎）三钱　广木香（煨）七分　滑石块（生）四钱　福泽

泻三钱　旋覆花（包煎）三钱　川牛膝四钱　生知柏各三钱　合欢花三钱　豨莶草三钱（服六剂）

［例3］李姓，妇，三十五岁。

经闭十四月未通，服药未效，近有臌胀意，口渴喜饮，兼有鼻衄，又不似逆行势，腰骽痛楚颇剧，脉弦、涩、而实、姑予重剂通经。

石决明（生研先煎）一两　生鳖甲（先煎）五钱　生石膏（研先煎）　延胡索四钱　川牛膝四钱　旋覆花（包煎）四钱　生赭石五钱　大腹绒二钱　北细辛一钱五分　川郁金四钱　桑上寄生一两　威灵仙四钱　制乳没各二钱　桃杏仁泥各三钱　鸡内金四钱　生知柏各三钱　水煎兑无灰黄酒一杯。

落水沉香（研细冲服）五分　大黄䗪虫丸一粒（和入）

复诊：一剂药后，血遂攻破而潮，腹中骤爽，据云血色淡、黑块壅下、伴白色黏质、脉候实象已退、六位仍弦、予丸方调治。

按原方量加一倍（去黄酒。广虫丸改为五粒）。同研细末，炼蜜小丸，早晚各服二钱，以稆豆衣五钱煎汤分送。

消渴病

杨姓，男，上中两消、易致饥渴、溲多骽肿，肉渐脱，脉洪大搏指，症象颇剧，姑予重剂滋阴行水从本治之。

大熟地一两　知母四钱　川柏三钱　旋覆花（包煎）三钱　山萸肉四钱　云苓二钱　枸杞三钱　代赭石三钱　石决明（生研先煎）一两　泽泻二钱　肉桂五分（研冲）　炮附片一钱　炒山药三钱　藕一两（鲜）（服三剂）

越五日、忽电约急诊，及至病人家中、临将殁矣，询及卒变之由，其家属告之曰：“服药后，病情颇属好转、饥渴减少，骰肿略消，惟昨晚忽思纳汤团，购来进食五枚，凌晨即觉上、中脘位阻闷，渐而气促且喘，时以手扪捶之，疾呼若石块内隔，自巳至午、遂成此状矣”。余随先父甫出堂门，内室恸哭大作，吁！饮食之不节，与兵刑之杀人何异，可不慎欤！（嗣伯谨记）

肾脏痈

柳姓，妇，清河镇。

血分为湿热所郁、久而发为肾脏痈，腰臀及少腹左部胀痛，小溲时状若血淋，大便秘燥，舌黯无苔、边缘赤润，宜化瘀内消之。

赤小豆（布包煎）一两　紫黄地丁各四钱　生杜仲三钱　川芎一钱五分　炒丹皮三钱　生橘核四钱　当归尾四钱　炒二丑各二钱　乌药（土炒）三钱　生枳实一钱五分　栝楼四钱　血余炭三钱　延胡索三钱　菟丝饼（盐水炒）一钱五分　犀黄丸一钱五分（化服）（黄土汤煎药）（三剂）

二诊：晋服前方化瘀内消之剂，血少，腰痛减，少腹仍胀，小便浑浊，黄带颇盛，脉滑、数，再加分清搜湿之味。

原方加川萆薢四钱、石苇四钱、海金砂（布包煎）三钱、西瓜翠一两（鲜）、车前子（包煎）三钱、去当归、川芎、栝楼、血余炭、枳实，嘱服四剂。

三诊：血止、溲清、腰痛已息、少腹微有下坠之意、颜面不似前苍黄、舌苔白、薄，脉弦而沉。

生牡蛎（包先煎）八钱　子木通三钱　杜仲（盐水炒炭）三

钱 阿胶珠一钱 紫丹参三钱 大腹绒一钱五分 川萆薢四钱 败龟板（包先煎）二钱 桑寄生八钱 真血竭二钱（包先煎） 甘草梢五分（改用白水煎、服六剂、并嘱常服猪腰子）。

阴虚阳亢（三例）

［例1］徐姓，妇，天津。

大病之后、孕经数月，血分自当不敷，肝家荣养较差，气痞愈后、仍存余蒂，脉象弦、滑、而细、数，姑予滋柔和化以畅生机。

生牡蛎（包先煎）四钱 旋覆花（包煎）三钱 淡苁蓉三钱 桑上寄生五钱 生赭石三钱 大麻仁三钱 生鳖甲（先煎）三钱 清半夏一钱五分 炒枳壳实各八分 芡实米（盐水炒）三钱 盐知柏各三钱 莲心（朱拌）二钱 首乌藤六钱 乌药二钱 藕一两

据来函云“服十五剂、头晕减、心下悸、失眠俱转轻”，是以改拟膏方调理。（嗣伯谨记）

处方按原方量、加两倍，增入焦枣仁五钱、炒远志六钱、血琥珀五钱、浓煎炼蜜收膏、每早晚各服一匙、约三钱许，白开水化服。

［例2］金姓，妇。

屡以产后失调、伤血太过，十余日前又患流产、肝家失养、邪遂乘虚，曾发晕厥数次，眠食均差，舌苔白腻，脉象弦而濡，治宜从本滋益、以抑肝邪，兼和中并交心肾。

生龙齿（包先煎）四钱 芥穗炭五分 代赭石三钱 生牡蛎（包先煎）六钱 桑上寄生八钱 火麻仁三钱 石决明

（生研先煎）一两　谷稻芽（炒焦）各三钱　干百合六钱　磁朱粉（包先煎）三钱　旋覆花（包煎）三钱　清半夏三钱　朱茯神三钱　土炒杭芍（焦）三钱　广陈皮二钱　当归三钱　荷叶（一张）　局方至宝丹一粒（研服每次四分之一）（服二剂）

二诊：药后未发晕厥，夜寐能至六小时，食纳稍增，脉仍弦、濡，宜稍事加味。

原方加栝蒌五钱。百合、牡蛎各增二钱、火麻仁加一钱。（服三剂）

三诊：脉濡象已无、左关尚属弦、大，精力、寝、食俱有好转，惟肝阳未戢、仍上犯头晕，再尊原方酌情变通之。

原方加真玳瑁（布包先煎）二钱、穞豆衣（包煎）四钱、鳖血青蒿四钱，局方至宝丹改服半粒，去当归、茯神、芥穗炭、广陈皮，嘱服四剂。

［例3］吴姓，妇，住隆福寺。

阴分虚燥，肝家热邪上犯、头部胀满不适，心包络为邪所扰，夜不得寐，脉弦、实而数、盛于左关，亟宜清滋抑化。

石决明（生研先煎）八钱　柏子霜三钱　知母三钱　地骨皮三钱　莲子心二钱　旋覆花（包煎）三钱　川柏三钱　川牛膝三钱　首乌藤一两五钱　代赭石三钱　竹茹六钱　桑上寄生八钱　鲜苇根一两　辛夷三钱　紫雪丹四分（冲服）（服二剂）

复诊：前方连服两剂，头部已恢复如常，但失眠依然。舌赤润，左关脉已不独弦盛，拟宜补益丸方。

柏子养心丹一两　真血琥珀粉四钱

每晚临睡前以何首乌一两煎汤，送服柏子养心丹一钱、血珀粉四分（延服十日）。

逾一周，复诊，据云寐如初矣，嘱仍需常服柏子养心丹。

（原载中医杂志1958年8月号）

刘惠民医案

赵忠敬　整理

山东老中医师刘惠民先生，现任山东省卫生厅副厅长，医学渊博，经验丰富，曾执行中医业务近四十年。临症问病，不厌求详，解决了不少疑难大症，在群众中威信极高。

一、阴茎肿瘤

陈××，男，年 49 岁，住泰安发电厂。1953 年三月八日初诊。

1. 望诊：面上黄黯较瘦。舌苔白，微黄而腻。

2. 闻诊：讲话气短。

3. 问诊：自 1950 年每起阳阴茎就疼痛，冬季疼的更厉害，在平时感到下坠，工作忙累时更难受，腰腿也无力，最严重时，用手托着才能支持工作。至 1952 年间，已成了阳痿症，可是那时候不知阴茎有核，也没治疗过，直到 1953 年 2 月，才发现阴茎左边中间有核如黄豆粒大、右边上端有核如杏核大，均略圆而硬。当时感到很害怕，因为稍一发展，就堵塞尿道了。

4. 切诊：左寸弱，左关弦而结，左尺虚而结。右寸虚，右关弱而无力，右尺虚弱而结。

西医检查与诊断：在省二院化验血，尿，大便，证明无梅毒，但不能确定为何病。

诊断印象：痰核肿瘤之类。

治疗方法：拟化痰，活络，变质，解凝之药。

处方：化橘红一两，半夏八钱，橘络六钱。用原烧酒（50°～60°）半斤，放瓶中密闭浸七日，每日振摇数次，用棉花过滤。加蒸馏水一磅，置砂锅内煮沸数分钟，使酒精挥发，待冷加入碘化钾五克，溶化装瓶内，用时振摇，勿使沉淀。

服法：开始服时，每天服二次，早晚饭后各服一次，每次服两毫升，再加白开水三毫升服之，服后可多喝开水，服一星期后，须停服休息二天。以后每天可服三次，早、午、晚饭后各服一次，服完第一瓶，再配第二瓶，可连续服三瓶。

治疗效果：服完第一瓶，即感到核小而软。服完第二瓶，左边核已消化，右边核已消百分之八十、第三瓶服至一半即痊愈。不但阴茎不疼不坠，阳痿也好了，现一天能工作十小时还不累，身体很健康，精神也很好，现年五十四岁了，仍在泰安市发电厂任领导工作。

按：患者生殖器所生之痰核，中西医文献上都没有记载，用化橘红、半夏、橘络三种中药，化痰核、活络，加西药碘化钾以变质、解凝，所以服用后，很快的就痊愈。

二、木僵病

秦××，男，40岁，陕西省委干部，一九五六年五月十六日会诊。

1. 望诊：全身木僵，表情忧郁，烦躁不安，上半身大汗，时止时出，意识混沌，皮肤黯而枯燥不润。舌苔黑而燥，有芒刺。

2. 闻诊：患者已不能言。

3. 问诊：患者在近十五年内，偶有心悸，工作劳累后更明显，有时也感觉心跳加快，或偶然间歇一下的情形，睡眠不正常，时好时坏，头昏脑胀，记忆力减退，精神不集中，近三五年来，病情逐渐发展，性格亦有所改变，多愁善怒，好静寡言语，领导上令其休养，患者只知工作，不肯休息，因此日益加重，至1950年始到北京各大医院进行住院检查，患者悲观失望，对任何事情，不感兴趣，忧郁寡欢，神经极衰弱，失常，意识不清醒，性情暴躁，长时间失眠，食欲显著减退，不知饥饿，吃饭时，别人如不叫吃饭，自己也不知吃，想讲许多话，但不易讲出来，时轻时重，于1955年十一月初，因心跳加快，送陕西省立医院，失眠四十余日，1956年一月三日，转陕西省西北军医大学附属医院，至当年四月中旬，病情逐渐恶化，突然变为不语症，全身木僵，卧床不动，饮食不进，已十七天不大便。

4. 切诊：左寸动而弦弱、左关弦实、左尺弦而虚数。右寸散微浮，右关洪而紧大，右尺虚微数。

西医检查与诊断：①神经官能症。②歇斯底里性木僵。③风湿性心脏病。④主动脉闭锁不全。代偿期。

初步诊断印象：①忧郁性癫痫症。②顽固性阳明燥结病。③顽固性失眠症。

治疗方法：拟用恢复神经衰弱及疲劳，润通大便，清脑，安脑，补养心肾，舒肝，镇痉，镇静，活动神经，和刺激肠蠕动，及消炎之药治之。

处方：当归身四钱　肉苁蓉四钱　熟地五钱　锦纹大黄二钱　胆星二钱　酸枣仁一两二钱（半生半炒）　甘枸杞四钱　天竺黄三钱　石菖蒲三钱　柏子仁三钱　天冬四钱　钩藤四钱　芦荟二分　水煎服

盔沉香四分　羚羊角四分　共为细粉，分两包作二次冲服。

二诊：1956 年 5 月 17 日。服第一剂药后，神志稍清醒，已能伸舌与伸手，腹鸣，打屁数次，两眼已有活动现象，睡眠已能连续四小时，但还不能大便，仍不能说话，脉象弦而实数。拟推陈致新，安定神经，活动神经中枢，清脑热，补气血为主。

改方：当归身五钱　肉苁蓉五钱　熟地六钱　锦纹大黄三钱　胆星二钱　光杏仁（捣）三钱　枳实三钱　力参三钱　生石膏（捣）五钱　酸枣仁（半生半炒捣碎）一两四钱　枸杞四钱　天竺黄三钱　白僵蚕三钱　橘络四钱　紫厚朴二钱　芦荟四分　玄明粉一钱五分　水煎服（与下药粉同时服）

恢复神经镇静药粉方：犀角一钱五分　羚羊角一钱五分　猴枣一钱五分　东牛黄七分　老琥珀一钱二分　全蝎（去刺）二钱　马宝二钱　嫩鹿茸二钱五分　别直参一钱五分　元麝香四分　共为细末，每次服七分，一天三次，以蜜调服。

三诊：1956 年 5 月 18 日。服药后大便畅通，下黑便，臭气难闻，其量有大半便盆之多，舌已能伸到嘴边，手足亦能稍动，出汗亦少，能睡眠四小时，神识亦清，情况大有好转。左右手脉象已趋缓和，但仍有弦大微虚之象，舌苔已薄，仍干燥。

改方：酸枣仁一两四钱（炒、捣） 力参三钱 霍石斛四钱 麦门冬五钱 天竺黄三钱 蒌仁（炒、捣）四钱 橘络四钱 桔梗三钱 朱茯神三钱 川贝三钱 钩藤四钱 灯心五分

四诊：1956 年 5 月 23 日。服上药后又大便一次，量少一些，烦躁出汗均见轻，四肢稍有活动之象，并想说话，但说不清楚，亦能进少许饮食。存在症状：因粪便久郁塞肠胃，积热太甚，内脏受熏灼亦剧、出汗、津少、潮热、失眠、烦躁仍重。脉象：左右手脉象，均较前缓和而匀，但仍有弦大兼数之象。

改方：酸枣仁（炒、捣）一两六钱 力参三钱 甘枸杞五钱 生石膏（捣）八钱 橘络四钱 覆盆子（捣）五钱 浮小麦三钱 灯心五分为引。

五诊：1956 年 5 月 28 日上午六时。服上药三剂之后，已能睡眠五小时左右，表情快愉一些，能翻身，四肢活动大一些了，能说几句话，仍听不清楚。脉象：左右手脉象均见缓和，仍有弦大微数之象。

改方：酸枣仁（半生半炒，捣）一两五钱 柏子仁（捣）三钱 生龙齿三钱 益智仁一钱 川连四分 力参二钱 生石膏五钱 甘枸杞三钱 元肉三钱 寸冬一两 浮小麦三钱 覆盆子（捣）四钱 橘络三钱

六诊：1956 年 10 月 16 日。上方服至七月二十八日，共服 72 剂，并配药粉一料，和煎剂配合服用，服后病者已能说话，可以起坐床上，全身灵活，已不木僵

了，饮食睡眠均大好转，已渐恢复健康。脉象：左右手脉，已大见缓和而匀，惟左关弦大而数，左右尺脉，仍有虚数之象，舌苔已正常。存在症状：说话声音小，睡眠还不甚好，食欲还差，神经及精神仍衰弱，头上仍出汗，虚烦，微有热，唇舌仍干一点。

改方：酸枣仁（炒熟捣碎）一两八钱　柏子仁（炒、捣）五钱　合欢皮三钱　地骨皮二钱　白薇三钱　熟附子片一钱五分　麦冬八钱　霍石斛四钱　淡豆豉四钱　黄耆三钱　橘络四钱　钩藤四钱　白术三钱　当归身三钱　水煎，冲下药服。

马宝五分　花旗参八分　老琥珀三分　共为极细末，分两包，作二次冲服。

治疗效果：上方服二十四剂后，各症已完全治愈，恢复正常健康状态。

按：患者平常在工作中一贯不好休息，劳累太甚，尤其是脑力过度疲劳，以致成高度神经衰弱及精神病，开始为兴奋型的神经衰弱，发展到阻抑型的症状，不说话，多恐惧，怕多人，不喜热闹场所，不活动，寡言笑，好抑郁，记忆力大减退，肠胃蠕动迟滞，致成顽固性的阳明燥结症，影响了全身机能不灵活而成木僵病，在此过程当中，服中西药均未收效，病症极为危险。首先确定了治疗方针，以恢复神经之衰弱及活动神经，刺激肠胃蠕动，润导大便等法为主。采用仲景酸枣仁汤，白虎汤，承气汤等加减，随症应变，终得痊愈而恢复健康。

（原载中医杂志 1959 年 9 月号）

龙范之医案

夏志泉　整理

龙范之先生系黄冈名中医，积有四十余年的经验，现年老多病，不能应诊。本医案系过去留稿，曾经我们同学再次实践，确有显著疗效。

吐血

范子未，男，30岁，住黄冈上巴河范家岗察家畈。

初诊：吐血频发，发则连日不止，每吐盈盆，喘而遗溺，脉弦大而虚，此心脾两伤症也。拟用血脱益气法。

洋参　山药　杭芍药　茯苓　陈皮　炙甘草　当归身　黄芪　黑姜炭

按：本方重用洋参为君，二诊时血止喘定，咳嗽未宁，用前方加紫菀、川贝、叭杏仁。

三诊：前症俱罢，惟见鼻中衄血数点，夜难成寐，用清心补肺法。

酸枣仁　粉丹皮　麦冬　金钗斛　生地　归身　柏子仁　怀小麦　炒知母　合欢皮　甘草　大枣

吕亦庚，男，45岁，住黄冈南湖七房塆。

初诊：吐血盈盆，肢冷如冰，头面高热，喘息不休，脉象沉细，危症毕见，仿格阳症治法，用景岳镇阴煎加味，冀其孤阳归根，血不妄行。

洋参　熟地　怀牛膝　肉桂　熟附片　五味　麦冬　归身　干姜炭　炙甘草

王海成，男，47 岁，住黄冈上巴河范家岗。

素患失血，遇劳即发，色红而散，神倦气馁，愈治愈剧，脉形虚大，此劳倦损伤脾肺症也，脾统血，肺主气，气虚不能主血，故血妄行而出诸口也，拟补中益气加味。

黄芪　党参　白术　茯神　柴胡　麦冬　五味　橘皮　归身　熟地　远志　炙甘草

狂痫

［例 1］　刘凌氏，女，30 岁，住黄冈陶店定香乡。

初诊：4 月 10 日狂乱叫嚣，逾垣越壁，稍静片刻，手足蠕动，脉象弦劲而坚，推其病由，无非水不涵木，痰火上升，清窍被矇，神明离舍，上盛下虚，宗叶氏法拟用极苦之药，折其亢盛之威。

龙胆草　黄连　芦荟　当归　川楝　山栀　连翘　薄荷　石菖蒲

按：二诊病势稍缓，发较稀，用当归芦荟丸加减。

三诊：4 月 12 日狂乱止，神志忽明忽昧，喉中有痰声，宗修园意，用滚痰丸。

青礞石（焰硝拌炒）　沉香　大黄　黄芩　乌梅　朱砂　半夏曲

四诊：4 月 13 日诸症悉减，惟便难腹痛，用陶节庵法，当归承气汤加味。

当归　生地　党参　大黄　芒硝　枳实　厚朴　杭芍　炙草

五诊：4月14日病已向愈，腹痛吐蛔，神识不清，自利，用仲景乌梅丸加减。

党参　桂枝　川椒　乌梅　杭芍　川连　细辛　茯苓　枳实　石菖蒲

六诊：4月18日腹痛吐蛔均向愈，惟心悸怔忡，咳嗽不爽，俨然虚象大著，用李氏养心汤加减。

正纹党参　半夏　当归身　茯苓神　川芎　远志　柏仁　枣仁　焦冬术　杭芍　五味　肉桂心

七诊：4月22日病愈食进，咳嗽止，惟头昏心慌，夜寐欠安，用安神丸合磁朱丸。

归身　生地　川黄连　龙齿　朱砂　磁石　神曲　远志　合欢皮　炙甘草

按：前方效果不显著，八诊：用天王补心丸加减：九诊：微有呕嗯，又用加味温胆法。

十诊：5月17日肝肾内虚，心阳独亢，阴精失敛，夜梦纷纭，用填下剂。

龟胶　熟地　五味　远志　天冬　枣仁　黄柏　知母　阿胶　党参　山药　枸杞　夜交藤

十一诊：5月27日肝风仍未息尽，用填下清上剂。

生地　阿胶　天冬　茯神　石決明　桑枝叶　牡蛎　枸杞　归身　杭芍　沙菀　柏仁　胡麻　甘菊花

十二诊：6月8日病愈未复，操劳太过，心中愦愦，时发头昏，拟补心体，泻心用，以善其后。

东洋参　麦冬　枣仁　柏仁　云神　川连　丹皮　天冬　龙胆草　龟板　龙骨齿　杭芍　炙草　女贞　旱莲草　白莲子

［例 2］龙春华，女，19 岁，住黄冈陶店定香乡。

初诊：4 月 15 日狂妄，言语不辨亲疏，身热自汗，脉浮带弦，右尺较大，此由惊恐之后，汗出表疏，外邪乘之，心阳被迫而离舍，用生铁落饮加味。

生铁落　石膏　龙齿　云苓　防风　元参　秦艽　薄荷　朱通草

二诊：4 月 18 日前症悉除，惟神识有时不清，言语支离，夜寐不宁，兼有盗汗，用安神丸合磁朱丸加味。

生地黄　归身　朱砂　川黄连　磁石　神曲　龟板　牡蛎　天麦冬　东洋参　五味　杭芍　龙齿　浮麦　炙草　红枣

按：上二病愈后，均皆受胎，先后得男。

［例 3］乐德清妻，女，年 20 余岁，住汉口大董家巷 72 号德昌布行。

初诊：幼患痫病，数年一发，完婚之后，因生育多，愈发愈密，近则频发不休，发则鼾声如雷，痰鸣如锯，目往上窜，口吐涎沫，四肢瘛疭。项背强直，稍停片刻，亦能进食，脉象不一，此正内经所谓气上不下之症也，问其平日两目下视否？曰，然，两足行动方便否？曰，时有不便，且其少腹作痛，二便不调，的系肾阳不能下达，寒邪上犯心胃，拟通经破瘀抑下法。

北细辛　吴茱萸　羌活　威灵仙　附子　小茴香　五灵脂　归须　山甲珠　桃仁　䗪虫　川牛膝　二丑

二诊：服前方二剂，神气渐苏，口中能瘛言，疭较稀，改用资寿解语汤加味。

羚羊角　苁蓉　肉桂　附片　枣仁　天麻　甘草　半夏曲　石菖蒲　枯远志　胆南星　姜汁　竹沥

按：三诊：诸症悉愈，惟步履不稳，语声重浊，用河间地黄饮子减去桂附加天冬苁蓉阿胶虎胶为丸。

［例 4］龙焴三，男，22 岁，住浠水县汤铺乡周家垮。

初诊：结婚之日，晨间神清志朗，饭后突然神志昏迷，语言错乱，仓卒延医，投以附术不应，更医授以参麦，愈治愈剧，至次日逾垣上屋，力倍平生，手足时有搐搦，暮间身有高热，脉象弦数浮动。经言："心在志为喜，喜乐无极则伤魄，魄伤则狂妄不精"，病者年已及冠，喜期已临，中心之喜可谓极矣，心气有不因之惮散者乎。设不遇事外，气和志达，营卫通行，何病之有？今必有以拂其意，触其怒，心火勃郁，相火暗动，痰上升，风内起，此所以病之暴发也。拟用清心凉肝，宣窍豁痰剂。

羚羊角　犀角　连翘　丹皮　花粉　杭芍　天竺黄　栀炭　天麦冬　法半夏　竹沥　元参　桑枝

二诊：诸症悉平，惟心境不宁，语言恍惚，脉象带有数意，拟清心宫余热法。

元参　麦冬　连翘　犀角　杭芍　川连　丹皮　郁金　茯神　远志　竹卷　荷叶

煎厥

［例 1］喻杜氏，女，30 岁，住黄冈陶店街。

肝阳化风，内火自燃，四肢瘛疭，口吐血沫，闷乱昏沉，不省人事，脉象弦劲如刃，此煎厥症也。所幸脉沉有缓意，胃气未绝，尚有生机，不然强直不语，鼾睡痰鸣，则危机立至矣。拟濡血柔肝，清火涤痰法。

生首乌　生杭芍　天冬　生地　天竺黄　犀角　胡麻　钩藤　法半夏　当归身　桑叶枝　鲜菖蒲　天麻　连翘　竹叶芯

［例 2］杨××，男，21 岁，住黄冈汪乐乡孝子塆。

初诊：盛夏至长圻墶贩货，负重太多，行至中途，卒然倒卧，身热自汗，耳目如废，心中愦愦，口吐血沫，此煎厥症也，原因负重远行，汗出表疏，外热煎迫，气不相续所致。拟用东垣清暑益气加减。

黄芪　党参　白术　云苓　苍术　六曲　陈皮　麦冬　五味　炙甘草　当归　知母　黄柏　防风　姜枣

按：以上两症，均服药二剂见效。

发根出血

魏能材，男，住贾庙区。

初诊：素有胃病，频年屡发，发极呕吐，吐后痛缓。近来发根出血似汗，头昏且痛，脉象弦细而数，左尺尤甚。显系胃液先亏，肾水枯涸，相火莫制，炎炎上攻，拟两济法。

二地　二冬　乌梅　杭芍　阿胶　石斛　胡麻　丹皮　杞子　炙草　归身　甘菊花　冬桑叶

二诊：血止痛缓，惟觉头昏，拟清上实下。

九决明　阿胶　生地　枸杞子　云神　钗斛　杭芍　归身　旱莲草　女贞子　天冬　怀膝炭　血余炭

三诊：诸症悉除，拟膏方以除根。

生牡蛎　龟板　阿胶　二地　二冬　五味　山药　丹皮　枸杞子　女贞子　洋参　黑芝麻　冬桑叶

肠交

吕世权，男，30岁，住黄冈南湖乡七房塆。

初诊：谷道不通，粪溺从尿道中出，颇感坠痛，势不欲生，此肠交病也，原因劳碌过度，寒暑失宜，阴阳混乱，水谷不分，气并前阴，故得此症，拟胃苓散合黄连阿胶汤。

苍白术　法半夏　茯苓　猪苓　泽泻　陈皮　紫厚朴　川连　阿胶　杭芍　甘草　肉桂末

二诊：粪溺分从前后出，仍有坠痛，用补中益气合五苓加味。

怀芪　党参　白术　云苓　升麻　柴胡　陈皮　归身　杭芍　猪苓　泽泻　甘草　广木香　红枣

（原载中医杂志1958年9月号）

叶心清医案

陈克彦　整理

叶心清医师为四川名医，擅长中医内科、妇科、针灸科，1956 年来北京中医研究院针灸研究所工作，现将其一部分医案录供参考。

一、虚　　肿

患者张先生，男，50 岁，于 1957 年 1 月 26 日因全身浮肿 20 余天而入建筑公司职工医院。当时患者呈极度衰弱，全身皮肤苍白色，全身浮肿，以手足为著，胃纳欠佳，不能起床，言语无力，医院诊断为：①贫血；②恶性肿瘤。血色素 8%，红血球 55 万，白血球 2000，此时患者处于极度危险期中，其家属急请叶医师出诊。

一诊（1 月 29 日）：脉浮大，无力，自汗出，胸腹头面及四肢浮肿，心悸，口渴，拟以强心脏，生津液，以防虚脱为治。

生地黄五钱　橘络二钱　银柴胡二钱　冬瓜皮五钱　山茱萸二钱　茯苓皮四钱　西洋参四钱（另煎兑服）　寸冬四钱　上安桂五分（末冲服）（一剂）

二诊（1 月 30 日）：脉较平稳，汗已止，小便黄，拟以养血清理虚热，兼调气为治。（按：此时精神好转，可少进饮食，血象略见上升，血色素20％，赤血球75万，白血球1350，血小板19万）。

银柴胡二钱　白薇二钱　潞党参五钱　西洋参四钱（研末分四包每日吞服一包）　云苓四钱　炒麦芽四钱　冬瓜皮四钱　橘络三钱　川贝三钱　白芍五钱　山茱萸三钱　菊花四钱　炒鸡内金二钱　（四剂）

三诊（2月4日）：脉已好转，仍以调气生血之法再进。

银柴胡二钱　橘络三钱　川贝母三钱　生地黄七钱　冬瓜皮四钱　怀山药六钱　山茱萸三钱　丹皮二钱　白薇二钱　泽泻一钱半　潞党参五钱　上安桂八分（末分冲服）　茯苓皮四钱　车前子（布包）三钱　炒麦芽四钱　西洋参七钱（研末，分七包，每日吞服一包）　（七剂）

四诊（2月25日）：银柴胡二钱　潞党参四钱　大腹皮一钱　橘络三钱　菊花二钱　莲肉（去心）四钱　杭白芍四钱　川贝二钱　炒麦芽三钱　炒苡米六钱　山药六钱　夏枯草五钱　并嘱饮食中低盐，忌萝卜。（18剂）

按：患者经第三诊后已能下床活动，浮肿逐渐消失，病人无不适等感觉，精神大振，血象上升，3月19日检查血色素80％，红血球401万，白血球5400，患者恢复正常乃出院。追踪观察，患者非常健康的从事日常工作。

二、血虚生热

患者王乃钦，女，于1952年10月发现头部轰轰作响，心跳剧烈，失眠，头晕，呕吐，走路难，而入重庆市立第一医院，诊断为再生不良性贫血，血色素12%，红血球62万，白血球3500，虽经8次输血（共1400毫升），但出院时血色素仍为14%，红血球82万。病情无改变又入西南医院，输血七次共2000毫升，无效乃出院，于1953年6月请叶大夫诊治。

一诊（6月12日）：患者头部作响，昼夜不停，心跳，两腿发酸不思饮食，周身发热，头昏，呕吐，走路困难，已九个月，日渐加剧。肝旺，血虚生热，养血清热治之。

生地黄六钱　丹皮二钱　云苓四钱　银柴胡二钱　薄荷一钱　浙贝四钱　盐柏一钱　嫩白薇一钱半　知母一钱　厚朴花二钱　夏枯草四钱

二诊（6月23日）：因腹疼水泄已七八次，诊断为外感风邪，分利水谷治之，拟以祛风之法。

白芍四钱　泽泻一钱半　沙参三钱　防风一钱　干姜一钱半　枯芩一钱半　云苓四钱　甘草八分　生姜二钱　（一剂）

三诊（6月29日）：服上药四剂，水泻已愈，再以养血清热治之。

生地黄六钱　丹皮二钱　天门冬（去心）四钱　银柴胡二钱　元参四钱　浙贝四钱　嫩白薇二钱　盐柏一钱　麦冬四钱　知母一钱　橘络三钱　蒲公英五钱

按：患者经诊治十二次，历两个月的时间，共服61剂中药，病情痊愈，两腿已不发酸，能整夜入眠，心脏不觉跳动，走路不费力，能抬动六七十斤重的东西，脸色已转正常，唇、手、足现红色，食欲亦增。

三、膀胱湿热

患者刘先生，男，58岁，因一周来全身不适，乏力，一周来尿频，血尿，于1958年2月8日入隆福医院，当时肾功能极度衰竭，酚红试验：第1小时排尿90毫升，没有酚红排出，第2小时排尿95毫升，酚红仅占微量，少于5%，尿呈红色，正常值为第2小时酚红排泄总量为60%以上并有蛋白。血中非蛋白氮增高，154毫克%，正常值1.5～3.5毫克%，这说明有尿中毒的情况，医院诊断为：①慢性肾炎；②肾功能衰竭；③氮血症。病情趋向恶化，2月8日发出重病通知，患家请叶大夫诊治。

一诊（2月14日）：自觉口干，苔燥，脉细数，乃为膀胱湿热重，以化湿热为治。

车前子三钱（布包）　生栀仁二钱　云茯苓五钱　丹皮二钱　生地黄六钱　泽泻一钱半　赤小豆一两　冬瓜皮四钱　黄柏一钱　山茱萸二钱　（三剂）

二诊（2月19日）：服药后尿色变黄，小便次数减少，睡眠时间延长，已无反胃，肾脏功能好转，酚红试验，第1小时排尿55毫升，酚红排出10%，第二小时尿量18毫升，排出酚红2.5%，血中非蛋白氮已减少到56.6毫克%接近正常数值。脉数，苔白中稍有血丝。

生地黄六钱　山茱萸三钱　车前子三钱　冬瓜皮四钱　赤小豆一两　苡米八钱　天花粉七钱　茯苓皮五钱　黄柏（盐水炒）二钱　知母一钱半　泽泻一钱半　银花四钱　（四剂）

三诊（2月28日）：胃口大开，精神及睡眠好转，又以养血健脾胃为治。

山茱萸三钱　云苓四钱　生地黄五钱　车前子二钱　冬瓜皮四钱　丹参二钱　潞党参四钱　橘络三钱　川贝二钱　炒麦芽四钱　杜仲四钱　炒鸡内金三钱　（六剂）

按：患者服16付中药，肾功能显著好转，尿中毒症状已解除，自觉症状全部消失乃出院。

四、黄　疸

患者李先生，男，39岁，发烧，无力，全身皮肤黄，胃纳欠佳，于1957年7月10日入建筑公司职工医院。当时检查，发现巩膜发黄，腹部无明显移动性浊音，肝可触及一横指，肝区无压痛，黄疸指数60，胆红质8，住院第6天病情恶化，肝大4指，压痛，黄疸色加重，住院第11天出现头晕，腹部、腰部、出血点增加，肝脏继续增大，肝在剑突下五横指，黄疸指数增加到100，胆红质16，医院发出重病通知，乃请叶大夫诊治。

一诊（8月12日）：脉弱、周身发黄，小便难，色深黄，腹胀大，不思食，苔厚腻，拟以调气利小便退黄为治。

银柴胡二钱　吴萸子二钱　山茱萸二钱　干姜片二钱　川黄连八分　潞党参五钱　茵陈八钱　泽泻二钱　茯苓皮五钱　冬瓜皮四钱　黄柏三钱　苍术四钱　生姜二钱　（四剂）

针期门、中脘、关元、大椎。

二诊（8月17日）：病情显著减轻，肝功能检查较前进步，大便次数增加，每日8次。原方续服四剂。

针期门、上脘、关元、足三里。

三诊（8月28日）：睡眠食欲均好，周身黄已退尽，腹胀全消，脉平，苔薄，精神焕发，拟以养血健脾为治。

山茱萸三钱　云苓四钱　生地黄五钱　车前子二钱　冬瓜皮四钱　丹参二钱　潞党参四钱　橘络三钱　川贝二钱　炒麦芽四钱　杜仲四钱　炒鸡内金三钱　（六剂）

针足三里、大椎、期门、关元。

病人自觉症状消失，在肾功能好转情况下出院。

（原载中医杂志1959年9月号）

叶熙春医案（时症门）

浙江省卫生厅叶熙春副厅长，以望八高龄，先后在广兴中医院、杭州市中医门诊部、浙江中医院门诊，并为各医疗单位的重症会诊，医案颇多，兹应读者要求，摘录一部分投寄本刊（浙江省中医研究所）。

吴寄根，男，16岁，5月3日初诊。

湿温九朝，壮热（体温39.8℃）见汗不解，咳嗽痰稠，暴注下迫，便下血秽，胸闷不宽，势恐化痦，脉滑数，舌尖绛，中腻厚，拟先苦辛淡渗治之。

川贝一钱五分　炒金银花三钱　连翘三钱　生苡仁四钱　川斛三钱　炒条芩一钱半　滑石三钱　橘红二钱　大豆卷四钱　炙前胡二钱半　干芦根六钱　（二剂）

二诊：汗出甚多，热度未退（体温39.6℃），胸闷咳嗽尚频，热迫旁流，便下赤水，小便短热，脉数舌绛，防有神昏谵语之变，用清热解肌法。

粉葛根一钱半　淡芩一钱半　桑叶三钱　川贝一钱半　连翘三钱　飞滑石三钱　清水豆卷三钱　苡仁四钱　淡竹叶二钱半　橘红二钱　炙前胡二钱半　干芦根六钱　（二剂）

三诊：热度尚高，白痦显露，胸闷咳嗽，夜来神昏谵语，小便转多，泄泻次数减少，舌尖绛，中黄腻，脉滑数，再宗前法佐以芳香化浊之剂。

紫雪丹六分（先化吞）　带心连翘四钱　大力子二钱

川贝一钱八分　鲜石斛三钱　橘红二钱　苡仁四钱　竹叶卷心二十个　淡芩一钱半　滑石三钱　赤苓三钱　鲜芦根（去节）一尺五寸　（一剂）

四诊：白瘖四肢已见，汗出虽多，热度未退，胸闷，渴饮，入夜仍神昏谵语，舌绛、脉来细数，原法出入。

至宝丹一粒（先化吞）　带心连翘三钱　芫荽子二钱半川贝二钱　鲜石斛三钱　橘红二钱　飞滑石三钱　鲜菖蒲二钱　白茯神三钱　竹叶卷心三十个　鲜芦根二尺（去节）灯心一束　（一剂）

五诊：昨方服后热度退至38℃，神识转清，胸闷较宽，渴饮亦减，惟痰伏尚多，肺难肃降，咳嗽阵作，脉小数，舌薄绛，再以清肺豁痰。

青连翘三钱　冬瓜仁四钱　炒香枇杷叶（去毛包）四钱　苡仁四钱　川贝一钱半　橘红二钱　川石斛三钱　黄芩一钱半　炙前胡二钱　泡射干一钱二分　干芦根六钱　竹叶二钱　（二剂）

六诊：热退咳减，胸闷已宽，渐思纳食，脉象转静，舌薄绛，再以养胃佐清余邪。

川贝母一钱半　川斛三钱　橘红一钱半　谷芽三钱　原杏仁三钱　麦冬二钱　忍冬藤三钱　苡仁三钱　白茯神三钱　竹叶一钱半　干芦根五钱　（四剂）

沈康英，女，30岁，2月15日初诊。

形寒壮热，热度稽留在39℃～40℃，见汗不多，头眩，骨节酸疼，口渴喜饮，胸闷作呕，神烦不寐，大便薄泻，小溲短赤，舌糙绛，脉弦数，宜和解宣化法。

柴胡一钱　乌梅肉三钱　陈蒿梗二钱　葛根二钱　花粉二钱　竹叶二钱　小川连七分　佩兰二钱　刺蒺藜二钱半　蔓荆子二钱　夏枯草二钱半　（二贴）

按：古方有柴葛连前煎治风劳，此症无咳嗽，去前胡加乌梅，酸以止呕，且能抑制柴、葛的过表多汗。以治少阳、阳明合病，为叶氏治疗原因不明发高热的有效验方。

二诊：前方服后，壮热已减，诸症见瘥，神安得寐，但由病前任意饮食，尚有食滞于中，便下黑垢，小溲短赤如前，原方出入再进。

柴胡八分　威灵仙三钱　蔓荆子二钱　蜜炙南山楂三钱　炙鸡金三钱　竹叶二钱半　酒炒黄芩一钱半　佩兰二钱　刺蒺藜三钱　川石斛三钱　夏枯草三钱　（三剂）

麻竹香，女，32 岁，5 月 3 日初诊。

湿温十八日，壮热（体温 39℃）不为汗解，胸闷烦躁，神昏谵语，口不渴饮，小溲短少，大便秘结，舌尖边俱绛，中有白腐，脉沉而数，此系湿温不从气分化解，窜入营分，有痉厥之虑，用清营透卫之法。

牛黄至宝丹一粒（分二次吞）　川贝一钱半　带心连翘四钱　黑栀三钱　竹叶卷心四十个　橘红二钱　炒香豉一钱半　滑石四钱（包煎）　白蒺藜二钱半　鲜石菖蒲根二钱半　炒大力子二钱　鲜芦根二两去节　灯心一束　（一剂）

复诊：热度减低，神识已见清醒，胸闷较宽，大便未行，白痦尚未畅透，此营分之邪虽有外泄之机，仍未畅达。

栝蒌皮三钱　丹皮二钱　鲜菖蒲根一钱　滑石四钱　川贝一钱半　炒香豉一钱半　郁金一钱半　黑栀三钱　橘红一钱半　芫荽子三钱　竹叶卷心四十个　鲜芦根二尺（去节）灯心一束　（二剂）

三诊：白痦虽透，正气尚虚，湿温余邪仍未尽化，所以热度尚有起伏，惟胸闷气塞已宽，入夜能眠，当不致再有变化，续拟扶正，佐以清化。

太子参一钱半　炒香白薇二钱半　苡仁三钱　苦杏仁三钱　赤苓三钱　橘红二钱　宋半夏二钱　姜竹茹三钱　清水豆卷三钱　藿梗二钱　炙前胡一钱半　（二剂）

四诊：诸恙已平，大便亦行，其肠胃宿垢将净，上焦余邪未化，所以咳嗽痰多，胸胁隐痛，再以芳香化浊，肃肺化痰。

宋半夏二钱半　茯苓四钱　姜竹茹三钱　橘红二钱　焦枳实八分　原杏仁三钱　枇杷叶（炒去毛）四钱　前胡二钱　清水豆卷二钱半　蒿梗二钱　广藿梗一钱半　（四剂）

黄长生，男，55岁，1月13日初诊。

触感引起支饮复发，形寒壮热无汗，咳嗽气逆，痰多白粘，胸闷气塞，食欲不振，苔腻，脉来滑数，仿长沙法。

清炙麻黄一钱半　杏仁三钱　生石膏四钱　甘草五分　橘红二钱　宋半夏二钱半　清炙前胡二钱半　蛤壳五钱　甜葶苈子二钱　茯苓四钱　北秫米（包煎）四钱（二剂）

复诊：前方服后仍不见汗，形寒如故，体温高至摄氏39度，热甚呓语，咳嗽痰稠难吐，气逆未平，大便虽下，溲仍短赤。原方出入再进。

甜葶苈子二钱　麻黄一钱半　生石膏四钱　炙前胡二钱半　竹沥　半夏二钱半　杏仁三钱　茯苓四钱　橘红二钱　生甘草三分　冬瓜仁四钱　冬桑叶四钱　大枣三枚　（二剂）

三诊：见薄汗，身热渐退，咳逆较平，寐中仍有呓语，痰未尽消耳，仍宗前法，佐镇降之味。

麻黄一钱二分　杏仁三钱　生石膏五钱　炙前胡二钱半　蛤壳五钱　橘红二钱　辰茯神三钱　竹茹三钱　旋覆花（包煎）三钱　甜葶苈子二钱　灵磁石一两　（三剂）

四诊：热退、咳减、气逆渐平，并思纳食，惟寐中尚多梦扰，舌净，脉缓无力，当予顾本。

上党参二钱　茯神四钱　橘红二钱　炙前胡二钱半　冬瓜仁四钱　穞豆衣三钱　竹茹三钱　炒晒术一钱半　夜交藤三钱　蛤壳五钱　（五剂）

芮瑞康，男，22岁，3月5日初诊。

淋雨受凉，湿阻不行，乃致形寒身热，头疼骨节酸痛，不思纳食，脉象弦缓，舌苔薄白，用疏泄合淡渗法。

制苍术一钱半　大豆卷四钱　带皮苓三钱　蔓荆子三钱　藿梗二钱　秦艽一钱八分　刺蒺藜二钱半　鬼箭羽二钱　贯众三钱　五茄皮二钱半　威灵仙二钱半　（二剂）

二诊：汗出形寒已除，身热渐退，头疼骨节酸痛亦差，惟脘闷未宽，不思纳食，神烦难寐，大便已下，小溲短赤，脉转弦数，舌薄绛，湿热虽化，迄未尽蠲，再以原法出入。

大豆卷四钱　竹叶一钱半　川朴八分　威灵仙二钱半　赤苓四钱　广郁金一钱二分　秦艽二钱　佩兰二钱　白蒺藜

三钱　蒿梗二钱　夏枯草二钱半　（三剂）

丁贵珍，女，47岁，6月2日初诊。

湿温一候，身热朝轻暮甚，不为汗解，痦出未透，而不晶亮，胸宇塞闷，头昏神沉嗜卧，渴饮不多。大便溏薄、小溲短赤，舌尖绛，中白腻、脉滑、宜化湿透痦。

制川朴一钱　蔻仁一钱（杵冲）　炒大力子一钱半　滑石四钱　炒苡仁四钱　炒淡芩一钱半　赤苓三钱　连翘三钱　大豆卷三钱　杏仁三钱　竹叶三钱　鲜芦根一尺五寸　（二剂）

二诊：白痦透露已达四肢，身热起伏不定，汗出甚多，小溲短少，口渴喜饮，脉象滑数，舌苔黄腻，病属湿温，清之不愈，汗之不解，过汗又防成痉，仍宗原法出入。

川石斛四钱　益元散三钱　黄芩一钱半　苡仁四钱　竹叶三钱　赤苓四钱　连翘三钱　橘红二钱　蒿梗二钱　杏仁三钱　瓜蒌皮三钱　鲜芦根一尺五寸　（二剂）

三诊：白痦透露将回，热度亦渐减退，胸闷较宽，渴饮亦差，苔腻转薄，二便如常，惟近日又增咳饮，再拟宣肺淡渗继之。

杏仁三钱　瓜蒌皮三钱　前胡二钱半　知母二钱半　益元散（包煎）三钱　川斛三钱　苡仁四钱　赤苓四钱　泽泻二钱　陈芦根五钱　猪苓二钱　（三剂）

四诊：痦回热已尽退，诸恙渐愈，大便日下，并思纳食，舌净，脉象缓滑，再以和胃顾本以善其后。

米炒上潞参二钱　川斛三钱　益元散（包煎）三钱　谷

麦芽各三钱　杏仁三钱　郁金一钱半　栝蒌皮三钱　云苓三钱　苡仁四钱　宋半夏二钱　橘红二钱　红枣三枚　（四剂）

寿炳泉，男，55岁，4月8日初诊。

酒后触风引起湿痰，而致身热头疼咳嗽，痰稠胸闷，食减肢酸，舌苔白腻，脉弦，拟辛温解表法。

桂枝尖八分　杏仁三钱　炙前胡二钱半　炒香豉一钱半　荆芥一钱半　藿香二钱　橘红二钱　刺蒺藜二钱半　杜苏叶一钱半　宋半夏二钱半　象贝三钱　（二剂）

复诊：形寒身热已解，头疼咳嗽亦差，胸闷得宽，目尚昏眩，舌白脉缓，再以宣肺化痰。

杏仁三钱　宋半夏二钱半　象贝三钱　炒苏子二钱半　白前二钱　旋覆花二钱半（包煎）　炙冬花三钱　制南星一钱二分　省头草二钱　天麻一钱半　决明子三钱　（二剂）

丁美玲，女，38岁，2月3日初诊。

湿热内蕴，风邪外袭，形寒、身热，数日未退。始则胸脘满闷，腰背骨节酸痛；继而遍体风斑层出不穷，口渴喜饮，食欲不振，溲赤、便秘，舌苔黄腻，脉象浮数，先拟解肌清热化湿之法。

粉葛根一钱半　紫背浮萍二钱半　蝉衣一钱半　秦艽二钱　白蒺藜三钱　白鲜皮三钱　生苡米四钱　青蒿梗二钱　飞滑石四钱（包煎）　带皮苓四钱　川石斛三钱　淡竹叶二钱半

二诊：连服二剂，斑发较前更多，胸脘满闷得宽，骨节痠痛轻减，渴饮已差，二便通利，饮食得增；惟肺不肃降，又增咳呛咽痒，痰多白黏，舌苔黄腻转薄，脉象浮数，再宗原法佐入宣肺之剂。

桔梗一钱半　炒牛蒡子二钱　清炙前胡二钱半　象贝三钱　粉葛根二钱　白蒺藜三钱　蝉衣一钱半　天花粉二钱　生甘草五分　白鲜皮三钱　干芦根六钱

三诊：形寒身热已蠲，风斑渐退；而肺气未宣，咳嗽日夜不宁，咳甚胸背刺痛，舌苔薄黄，脉滑，再以宣肺化痰继之。

炒牛蒡子三钱　泡射干一钱二分　苦杏仁三钱　清炙枇杷叶四钱（包煎）　清炙前胡二钱半　清炙款冬花三钱　蝉衣一钱半　甜葶苈子（炒杵包煎）二钱　盐水炒橘红二钱　白蒺藜三钱　（三剂）

柳静仪，女，56岁。5月6日初诊。

形寒身热，多日未退，全身红斑遍发如云，头昏，目眩，耳鸣，唇燥口干，舌边绛、中黄腻，脉来浮滑而数，风湿互蕴，血热化斑，治以辛凉，兼清血热。

嫩紫草三钱　粉丹皮二钱半　赤芍二钱　蝉衣一钱二分　白鲜皮三钱　苍耳子三钱　夏枯草三钱　刺蒺藜三钱　甘菊花二钱　马蹄决明三钱　赤苓四钱　南花粉三钱

二诊：前方服二剂后，全身红斑渐退，形寒身热亦蠲，头目昏眩虽减，两耳闭塞若聋，舌薄绛，脉弦滑，原法出入再进。

苍耳子三钱　制远志一钱二分　决明子三钱　甘菊二钱　夏枯草三钱　苦杏仁三钱　冬桑叶三钱　清炙前胡二钱半　粉丹皮一钱半　嫩紫草二钱　白鲜皮三钱　（三剂）

钱粤安，男，17岁，8月18日初诊。

寒湿内蕴，外挟风邪，形寒肢冷，身热头疼，斑发全身，隐见无常，皮肤作痒，腰背酸楚，脘闷食减，腹内阵痛，口不渴饮，便艰、溲清，脉浮弦，舌薄白，辛温解表，佐以化湿。

桂枝尖八分　粉葛根一钱半　鹿角霜一钱半　制苍术一钱半　带皮苓四钱　五茄皮三钱　白鲜皮三钱　蝉衣一钱二分　白蒺藜三钱　栝蒌皮三钱　浙贝母三钱　紫背浮萍一钱半

二诊：前方服二剂后，形寒身热已减，斑发未透，风湿尚未尽达，是以脘闷未宽，纳谷不馨。腹中仍有隐痛，头目尚感昏眩，小溲短少，舌白，脉浮缓，原法加减再进。

制苍术二钱　藿香梗二钱　蝉衣一钱二分　炒秦艽二钱　白鲜皮三钱　焦苡米四钱　制川朴八分　焦山楂三钱　佩兰三钱　炒刺蒺藜三钱　（三剂）

岳德宝，男，24 岁，8 月 31 日初诊。

身热旬余未退，口苦、唇干，胸脘满闷作胀，四肢痠软乏力，头目昏眩，大便薄泻，小溲不多，脉象弦数，舌苔厚腻，中带微黄，湿蒸化热，竹叶薏米汤治之。

淡竹叶三钱　炒苡米四钱　清水豆卷四钱　炒银花二钱　青蒿梗二钱　飞滑石四钱（包煎）　炒北秫米四钱（包煎）　赤苓三钱　炒淡芩一钱半　炒白蒺藜二钱半　佩兰二钱

二诊：前方服二剂后，小溲转多，便泻已止；但日晡仍有形寒肤热，似疟非疟，终由湿热未清耳。脉象弦而小数，舌尖绛，中白薄腻，渴不喜饮，再予苦辛淡渗继之。

白蔻仁（杵包煎）六分　制川朴一钱　炒黄芩一钱半　飞滑石（包煎）三钱　赤苓四钱　焦苡米三钱　清水豆卷三钱

佩兰二钱　丝通草一钱二分　黄玉金一钱半

三诊：胸闷已宽，胃浊未清；身热虽退，余湿尚存。舌薄白，脉缓滑，再拟芳香化浊，以苏胃气。

制苍术一钱半　制川朴八分　广藿香二钱　炒苡米四钱　赤、白苓各三钱　炒谷、麦芽各三钱　宋半夏二钱　广陈皮二钱　黄郁金一钱半　炒香豉一钱半

吕庆华，男，19岁，8月28日初诊。

伏暑秋发，微寒壮热，上午体温38.6℃，下午热度高达39.8℃，虽见微汗，热仍不解，头痛鼻塞，咳呛，胸闷，不思纳食，渴饮不多，舌苔薄黄，脉象滑数，先以清解化湿。

清水豆卷四钱　桑叶三钱　青蒿二钱　佩兰三钱　酒炒黄芩一钱半　飞滑石（包煎）四钱　夏枯草三钱　杏仁三钱　清炙前胡二钱半　炒牛蒡子一钱半　浙贝三钱

二诊：前方连服二剂，汗出较多，壮热未退，颈项胸宇之间已有白痦显露，胸闷虽得较宽，咳呛反甚，痰多黄韧而带血丝，口渴喜饮，小溲黄短，大便四日未下，舌苔中黄微燥，尖边俱绛，脉象滑大而数，拟白虎汤加味。

生石膏五钱　肥知母三钱　生甘草六分　青连翘三钱　黄芩一钱半　飞滑石（包煎）四钱　清水豆卷四钱　牛蒡子二钱　白杏仁三钱　清炙前胡二钱　冬瓜仁三钱半　鲜芦根二尺　荷叶一角

三诊：昨方服后，热度稍退，脉舌如故，白痦渐达四肢，惟咳呛仍频，痰不易出，胸胁刺痛，大便得下无多，小溲尚短而赤，原方出入再进。

生石膏五钱　肥知母三钱　京川贝二钱　牛蒡子二钱　白杏仁三钱　青连翘三钱　橘红一钱八分　滑石四钱（荷叶包）　清炙前胡二钱半　淡竹叶二钱　刺蒺藜二钱半　鲜芦根一尺五寸

四诊：服二剂后，白痞四肢已见，但热度尚高，且不见汗，咳嗽、胸闷、口渴喜饮，便转溏薄，小水短赤，入夜神烦不寐，舌绛、脉数，慎防神昏谵语。

黑山栀三钱　连翘（带心）四钱　飞滑石（荷叶包）四钱　川贝母一钱半　牛蒡子一钱八分　橘红一钱半　淡竹叶二钱　苡米四钱　大豆卷四钱　白蒺藜二钱半　鲜芦根一尺五寸

五诊：前方服二剂后，痞已透彻，热度渐降，胸闷得宽，渴饮亦减，昨晚睡眠转佳，二便渐趋正常，惟肺失清肃，咳呛未绝，舌薄黄，脉滑，再清余热佐以宣肺。

炒香枇杷叶（去毛包煎）四钱　冬瓜仁四钱　蜜炙前胡二钱半　橘红一钱八分　蛤壳五钱　鲜竹茹四钱　青蒿二钱　佩兰二钱　白杏仁三钱　茯苓三钱　牛蒡子一钱半　干芦根五钱　（三剂）

马培香，女，52岁，6月26日初诊。

日间寒热纷争，夜来见汗稍退，头疼，耳聋若塞，脘闷少腹作胀，渴不喜饮，小水无多，脉弦滞，苔薄白，拟五苓散加味。

川桂枝八分　赤苓四钱　粉猪苓二钱　泽泻二钱　制苍术一钱半　蒿梗二钱　银柴胡一钱半　橘红一钱半　仙半夏二钱半　小青皮一钱二分　白蒺藜二钱半

复诊：服二剂后，汗出，寒热已解，头痛耳塞均减；惟痰多饮伏，又增咳嗽，咳甚胸胁隐痛，舌苔白腻，脉象缓滑，再以涤痰疗咳，通络止痛。

法半夏二钱半　茯苓四钱　炒白芥子一钱二分　橘红、络各一钱八分　姜竹茹三钱　川桂枝七分　清炙款冬花三钱　清炙前胡二钱　黄郁金一钱半　白杏仁三钱　炒苡米四钱（三剂）

陶玉成，男，年35岁，6月9日初诊。

嗜酒积湿生瘀，痰滞于络，胸胁皆痛；外复受感，形寒身热，咳嗽头疼，肢瘦乏力，不思纳食，苔白腻，脉缓滑，湿痰挟风，治以疏泄合淡渗。

杜苏叶一钱半　清炙前胡二钱半　橘红一钱半　竹茹三钱　防风一钱半　射干（泡）一钱二分　白茯苓三钱　宋半夏二钱半　白杏仁三钱　浙贝三钱　蔓荆子二钱

复诊：寒热已解，痰未净消，咳嗽早晚较甚，胃纳虽增，头昏作胀仍复有之，脉缓滑，苔薄白，原法出入。

桑叶四钱　甘菊花二钱　明天麻一钱半　马蹄决明四钱　省头草二钱　清炙前胡二钱半　浙贝二钱半　橘红二钱　白芷尖一钱二分　炒香白薇三钱　射干（泡）一钱二分　（三剂）

（原载浙江中医杂志1958年4、5月号）

冉雪峰医案

陈可冀　整理

尸厥

武昌长街周鸿兴磁器店主周凤田室，年三十八，体质素弱，曾患血崩，平日常至予处治疗。此次腹部不舒，就近请西医诊治，服药腹泻，病即陡变，晕厥瞑若已死。如是者半日许，其家已备后事，因族人以身尚微温，拒入殓，且争执不休。周不获已，托其邻居余复初（予友人）来我处婉商，请往视以解纠纷。当偕往，病人目瞑齿露，死气沉沉，但以手触体，身冷未僵，扪其胸膈，心下微温，恍惚有跳动意。按其寸口，在若有若无间，此为心体未全静止，脉息未全厥绝之征。族人苦求处方，姑拟参附汤，人参一钱，附子一钱，煎浓汁，以小匙微微灌之，并嘱就榻上加被。越二时许，复来邀诊，见其眼半睁，扪其体微温，按其心部，跳跃较明晰，诊其寸口，脉虽极弱极微，亦较先时明晰，余曰真怪事！此病是尚有生理乎？及予扶其手自肩部向上诊察时，见其欲以手扪头而不能，因问病人未昏厥时曾云头痛否？家人曰：痛甚！因思仲景云："头痛欲绝者，吴茱萸汤主之。"又思前曾患血崩，此次又腹泻，气血不能上达巅顶，宜温宜冲动，因拟吴茱萸汤一方，吴茱萸三钱，人参一钱五分，生姜三钱，大枣四枚。越日复诊，神识渐清，于前方减吴萸之半，加人参至三钱，一周后病大渐，用当归内补建中汤、炙甘草汤等收功。予滥竽医界有年。对气厥、血厥、风厥、痰厥屡见不鲜，真正尸厥，尚属初次，幸而治愈，因录之。以供研究。

战汗

汉口吕超伯之长子，已成年。患温病，吕与汉上名医范筱村为姻亲，乃住范宅诊治。多日热不退，至十四日，忽烦乱如狂状，随即大汗淋漓，肢厥肤冷，昏顿不知人。延胡澄之会诊，方为理中地黄汤加减，温补脾肾，防其暴脱。范与吕商，谓此病已是死生关头，明系热证，何以突变寒证，明系邪实，何以突变正虚，疑窦至大。因亲至予处，邀往诊视一决。诊毕，吕问将脱乎？予称不会脱。范问尚可救乎？予曰可救。又问此病究为何患？予曰乃战汗。温邪久羁，与气血混为一家，清之不去，透之不出，七日来复，现十四日，为两七日，邪衰正复，邪正并争，方有此番遽变。惟此系病机转好而非转坏，若不战则邪终不除，病终不愈，战者正气伸张，体工抵御力强，驱邪外出。必前此于病程中方药治疗斡旋如法，乃有此最后转关之一着，否则内陷内攻，求其一战而不可得。古人云正战时不必服药，脉停勿讶。况此病脉未停，脉停与肢厥是一义，脉停勿讶，则肢厥亦勿须讶矣。今病者脉重按不绝，出入息匀，决不至脱，如必防脱，备独参汤以待，然非至吸短呼长，汗出如油，勿用。至夜半，得阴气之助，厥当回，汗出当止，那时再观邪去尽否商议治法。范击节称是，吕则犹半信半疑，但胡医方药不敢服，姑俟以观其变。至夜半汗止，手足温，神识渐清，热退病除。后以竹叶石膏汤、《外台》十味煎等清养清补收功。此病我断为战汗，由温病战汗条得来；断为夜半厥回，由伤寒证象阳旦，夜半手足当温条得来，查脉息呼吸，知其非脱，由临证经验得来。于此可见伤寒原理可用于温病，温病治疗可通于伤寒，要在辨之明、处之当耳。

肺痿

杨大成，湖北武昌人，年四十。久咳，肺脏功用渐失，遂成肺痿。来我处诊时，病已登峰造极，潮热盗汗，脉虚数，肌肉消脱，皮肤甲错，面目黧黑，稍动即息贲，气不接续，浊痰胶结，浓于黏糊。不惟不能平卧，并不能仰靠，须两手撑床，曲背如虾状，以头向下，如小儿游戏翻筋斗然，至不寐万分疲极时，作此状稍安。所以然者，浊痰堵塞，无力搏出，必曲背头向下，使肺体翻转，痰方稍松，气方稍通。予多方以求清肺热，化肺痰，理肺气，润肺燥，补肺虚，遵依古方，与病消息，似效不效。一日，杨与友人闲谈，闻某病肺痿，系服樟木铇叶治愈，适邻舍木工，有用樟木者，拾其铇叶煎水，服一盅，是夜小安，深信樟木之效。翌日，拾一大包，约斤许，用大罐煎之，满饮两大碗，逾时腹痛泻利，大下特下，脉弱气微，不能动弹，困敝不支，奄奄一息。急请予诊。至则现证虚败欲脱，也不遑计，以止泻固脱救治。方用苡仁、芡实各五钱，石莲肉、山药各四钱，人参一钱五分，粟壳三钱，干姜炒半黑一钱，甘草一钱，二剂泻止，勉进薄粥。自此年余未平卧者，居然平卧。续用五白宁肺散、紫菀汤、百部散出入加减，热潮渐退，痰滞渐豁，约一月病大转好。后以延年贝母煎，崔氏苏子煎调摄痊愈。予因此有感于中，樟木水何以能疗肺痿？盖樟木可提樟脑，香臭甚烈，有毒，其铯叶含液汁浓厚，滑泻力强，能稀释胶结，搜剔幽隐，杀菌消毒，涤荡潴秽，与葶苈大枣泻肺汤类似，但葶苈大枣泻肺汤是治肺痈实证，此是肺痿虚证，何以亦能治？且前此我按法用药，何以不效？自服樟木水后，何以服用前药又有效？盖前药不错，未达有效量耳。浊痰随来随积，去少积多，如何能效？服樟木水后，浊痰老巢已破，半疏半调足矣，所以得愈。惟杨服樟木水过量，是以变生险象，但病反因而速愈，亦未始不由于此。可见大病须用大药，不得先将一个虚字横在胸中。如虚劳门诸虚百不足，用大黄䗪虫丸，水气门胸满惊烦，不卒死，用十枣汤，诸可推证。自悟得此理，治疗肺痿似有进益，后友人何镜澄室及王惠桥张姓病，痿象已成，均仿此案意治愈。

肺痈

湖北葛店陈远大四房女主人万姓，患肺痈，病已危急，远道着人邀诊。入门后隔寝室尚远，即闻病者齁喘声，至病室，见其床侧置篾箕一具，内铺柴灰，上积病者所吐之五花脓痰，厚半寸许，约计不止一菜碗，询问经过，据答吐如此脓痰已一周矣。行近病榻，见其靠坐，面部微肿，眼珠外突，齁喘如曳锯，胸前拒按，烦郁胀闷，脉劲数中时或一止，参伍不调，断为肺痈，化脓穿溃，病已濒危。其族人杏林春药房陈某，深于医，即以葛店鸡肝散驰名者，曰此病固险，然儿女幼，乏人教养，愿先生尽力救之。予思金匮有言：“肺痈始萌可救，脓成则死，”玩一则字，有急转直下意思。今吐脓血七日不死，可征肺部紧要处，尚未烂坏，一线生机，或即在此。又思金匮主葶苈大枣泻肺汤，是肺痈将成，乘其未集而击之，今已化脓穿溃，原方已扣不着，因又取千金苇茎汤合裁加减，拟方苦葶苈六钱，苡仁五钱，瓜瓣八钱，桃仁三钱，鲜竹沥八钱，鲜苇茎半斤熬水煎药。三日进三服，胸痛渐松，齁喘渐缓，痰浊渐稀，原方加减，嘱再服三剂。服药病机又再减缓，仍宗前方，加重其制，又日服二剂。约半月，齁喘始止，脓血始净，前后用葶苈约一斤半，始意不敢多用，不泻又服，出意料外，始终腹未泻。后以瓜贝养营汤、外台十味煎、调摄收功。此病自起至愈，时仅两月，病愈后面色丰腴，皮肤润泽。此病出死入生，我放胆用药，得力前杨姓肺痿案之助益不少。不宁肺痿、肺痈，后治其他肺病，得此两案之益亦不鲜焉。

（原载中医杂志 1958 年 9 月号）

印会河医案

一、脏　　躁

李姓妇人，年三十余，农民，住江苏省靖江县礼士乡。一九五四年春抑郁寡欢，内心畏怯，渐至不言不笑，畏见光，多呵欠，闻声则惊恐倍增，不时悲伤痛器，涕泪纵横。询之，病人自谓两三月来身畔经常见有一人跟随，终日不离左右，呼之不应，驱之不退，颇以为累。诊得脉沉细而微，舌白，面色黯然。据金匮妇人脏躁病及五脏风寒积聚篇谓："邪哭使魂魄不安者，血气少也，血气少者属于心，心气虚者，其人则畏，合目则眠，梦远行而精神离散，魂魄妄行"。因之诊为妇人脏躁，以甘麦大枣为主。方用生甘草四钱，小麦一两，大枣十枚，归身三钱，柏子仁三钱，茯神三钱，远志三钱，酸枣仁三钱炒，五味子一钱，赤油桂五分，煎服三剂而愈。又有徐姓女年四十未嫁，江苏靖江九圩乡人，平素身体健实。一九五四年春，突患邪哭不止，泪出涔涔，虽自觉其无谓，但不能强制之，询之起于行经以后。时感心中悬悬，多呵欠，两眼羞明，常以手掩面，舌白，脉虚细，当亦诊断为脏躁病，投以生甘草五钱，小麦一两五钱，大枣十二枚，灵磁石一两，茯神三钱，远志二钱，五味子一钱，两剂即愈。

后又诊治潘××女性，年四十许，江苏大丰县人。一九五六年时在南京工作，怀孕两月以后，即感头重心烦，时时纳闷，无端啼泣，彻夜不能成寐，两目羞明，恶闻声响，语音低微，断续不继，脉虚细而两寸浮动，舌少苔而尖绛，为拟甘麦大枣汤合柏子养心汤法，约服十余剂而愈。

按：甘麦大枣汤原方用甘草三两，小麦一升，大枣十枚，药味虽少而用量则大。就这三味药的主要作用来看，最根本的是养心益血，故笔者在使用时，常常配合一部分“养心汤”的药物进去，如兼气虚则用参芪，心气不收则加远志、酸枣仁、茯神、五味子之类，一般效果良好。

二、虚　　风

病人顾××，男性，年二十许，江苏靖江周王乡人，务农为业，兼做竹工。一向身体健实，一九五四年春，突然手足痿弱无力，擎物时不自觉地从手中失落，行路时则完全失去自主能力，讲话时口吃得很厉害，颠三倒四，若不尽所言者。余结合其脉细肢冷，面部表情黯淡等见证，诊断为肾阳不足，虚风内动之证。宗刘河间治喑痱的成法，投以地黄饮子。方用大熟地四钱，山萸肉三钱，川石斛三钱，大麦冬三钱，五味子一钱，淡苁蓉三钱，远志二钱，云苓三钱，石菖蒲二钱，赤油桂八分，熟附片二钱，巴戟天三钱，破故纸三钱，连衣胡桃肉一两，苏薄荷五分，三剂而愈，又治李××，南京市人，年五十一岁，家庭妇女，一九五四年开始患手足痿软乏力，舌謇不能言，迭经中西医治三载，病情未能松减。一九五七年秋后始来治疗，第一次就诊时，诊得脉细而虚，四肢逆冷，独面部则红润逾恒，唇若涂脂。询知病人自得病后经常默默嗜寐，特别在白昼更甚，不择时间，地点，与条件如何，概可酣然成寐，甚至早晨刚起床即思眠，曾多次在吃饭及为炊时，即恬然入睡乡，邻里每引为笑谈。乃初步确定其为肝虚经络废弛之虚风证，根据河间治喑痱用引大归元，滋水涵木之法，投以地黄引子，时因地黄市场脱销，乃以制首乌代之，处方为制首乌四钱，茯神三钱，川石斛三钱，麦冬三钱，五味子一钱，石菖蒲二钱，山萸肉三钱，淡苁蓉三钱，赤油桂一钱，熟附片二钱，巴戟天三钱，苏薄荷五分，生姜三片，大枣三枚，连衣胡桃肉一两，先后服二十剂始愈。

按：对李××的疾病进行治疗时，是以三剂药为一疗程，经过一疗程复诊一次，患者在第四次复诊时其四肢及舌部的功能已基本上恢复，语言和行路一如常人，仅胸部痞窒未除，先后复诊凡六七次，用药概不离此范围，惟最后一次复诊时病者自谓胸次已不觉闷，但喉间时感有物梗阻不畅，咯之有如蚕豆大的痰块，甚坚，审系风痰未尽，乃就原方加入全蝎五分，服二剂寻愈。又按：河间地黄饮子所用药物，在原方即达十五味之多，其中助阳，补阴，发散，收敛之品，在所皆有，看起来似较复杂，但在使用该方以后，发觉其间结构非常谨严，远不似如前所臆测者。笔者在治疗李××疾病的过程中，曾一度因病人的虚火证状已经消失，津气不虚，故减去石斛、麦冬、结果引起了火势上炎，不但出现了口干和痰黏不出的见证，并连病人的两腿周围，亦显有赤腐形迹，当即继续使用，虚火上炎证象又告平复，即此一端，可见古人的制方选药，是有他的实地经验和根据的。

三、痰　　厥

病人张××，江苏省靖江县法喜乡人，年二十许，小学教员，素体无恙，一九五一年初夏，突然在睡眠后发生魇梦不醒之证，其病呼吸如常，面色不改，惟呼之不应，触之不觉，体温不如常人，以是邻里咸惊为怪病。及笔者往诊时，病人如假死者已二三日，余先以手触其额，次按胸腹，均感其身热不加，以针强刺其唇中及虎口（即水沟与合谷穴），仅见微以眉峰一蹙而已，及诊至尺肤，则发现病人两手沉冷过肘，足部之冷，亦已超过膝部，并根据其六脉沉迟，唇舌黯淡等见证，确认其病属寒痰厥逆，为拟三生饮方作汤一服而苏。

用生川乌一钱，生附子一钱，天南星一钱五分，广木香一钱，石菖蒲二钱，朱砂一分，灯心三尺。

后又治叶姓妪，年五十余，江苏省靖江县周王乡人。素有伤力黄之证，头眩心悸，肤色淡黄，而足肿胀，年久失于调治。一九五四年苏北大水为灾，时当夏月，而寒冷不减深秋，该病人的病情便转恶化，终日懒言默语，似醉如痴，嗜眠不已，给以饮食，虽自知张口吞咽，但不给食则终日昏睡，询其所苦，则所答沓非所问。病延旬日，唇舌皖白，四肢冷过肘膝，脉来沉迟而细，当诊断为寒痰厥逆之证，投以三生饮加木香、菖蒲、远志，服二剂即苏。

按：三生饮中乌、附、星三味药，均辛烈有剧毒，并能令人麻醉，故近世医家，多不见采用，但大病当前，出奇应变，往往可以化险为夷，不过适合病情，还是最重要的一个关键。

四、悬　饮

患者汪姓妇人，年三十余，农民，江苏省靖江县法喜乡人。素有胃寒吐水之证，怀孕六、七月，突患胸次窒痛，属治不愈。经小产后，病势更甚，脘腹部膨隆如复碗状，从胸至腹硬满而痛，手不可触近，不能眠睡者已五六日。察之，病人神气虽疲，但脉殊弦劲，大便不通，已近旬日，小便亦极少，舌白苔腻，面带赤色，口渴拒饮，强饮之亦必倾囊吐出乃安。笔者乃根据仲景治“悬饮内痛”及“心下痞硬满，引胁下痛，干呕短气”用十枣汤法治之，方用煨大戟，煨甘遂、芫花熬各一钱，共研末，以大枣肥者二十枚去皮核，包裹药末，分三次吞服，日服一次。得药后狂泻二三次，寻即痊愈。

又患者叶姓妪，年五十余，农民，江苏靖江普正乡人，素有胃痛之证，遇冷则发，一九五二年冬，因作劳过度，兼之感寒较深，发作转甚，阵阵剧痛，痛甚则肢冷脉伏，昏沉不语，与之汤药，入口即吐，屡经西医注射阿托品，吗啡之类的药物，无效。至笔者前往诊时病已延续二日，病人气息微弱，语音低沉，约半小时即可因痛而昏厥一次，按脉则沉弦有力，舌白，肢冷如冰，过于肘膝，胸胁部不可手近，大便三四日未一行。余亦根据悬饮内痛法，投以十枣剂，服后得大便狂下稀水而愈。

按：十枣汤是一种竣烈的攻水剂。遂、戟、芫花三药均有剧毒，对胃能起强烈的刺激作用，会引起呕吐，故一般不适宜煎汤服用。仲景用十枣汤采用枣汤送下药末，陈无择三因方改为丸剂，主治略同，制剂似较汉时为进，但服后仍不免有戟胃呕吐等现象。由于服用本方有以上的弊端，故笔者在近十年左右乃改变了本方的用法，原方用量不变，在服用时则以枣肉裹药末吞服，结果效果良好，并无戟胃的副作用。

（原载中医杂志 1959 年 9 月号）

汪逢春医案

冯仰曾　整理

北京已故名医汪逢春老先生具有数十年的临床经验，更擅长时病及胃肠病等。逝世将近十年，兹录医案数例，备供同道参考。

湿温

吴小姐，30岁，8月4日初诊。

身热月余不退，头痛，有时形寒，汗泄不解，舌苔黄厚，口渴思饮，胸膺痞闷，斑疹与白痦并见，两脉细弦而滑，大便旬日未通，腹部按之作痛。病属湿温重症，气郁失宣，阳明不通，姑以辛香宣化，佐以通府之味。

鲜佩兰一钱五分　鲜藿香一钱五分　香豆豉四钱（焦山栀一钱五分同炒）　连翘三钱　忍冬藤五钱　制厚朴一钱五分（川连一钱同炒）　苦杏仁三钱　保和丸五钱（布包）　益元散四钱（鲜荷叶一角包）　全瓜蒌五钱（枳实二钱同打）　鲜芦根一两　小枳壳一钱（苦梗一钱同炒）　大腹皮三钱　通草一钱五分

另：白蔻仁三分　太乙玉枢丹二分　酒军二分　食盐一分　四味同研，以胶囊匀装两次，药汁送下。

按：前方服一剂复诊，头痛止而昏晕不已，形寒解而身热未退，斑疹与白痦透见甚多，大便未通，仍用前法出入。原方去杏仁，加香薷五分，另服末药改为沉香二分，酒军三分，食盐一分。

三诊：大便十余日始通，干结甚多，斑疹渐还，身热渐退，小溲深黄，两脉细弦滑数，胸闷渐舒。湿温渐化，拟再以轻清解热，兼通阳明。

大豆卷三钱（焦山栀一钱五分同炒） 香青蒿一钱五分（丹皮一钱五分同炒） 连翘三钱 忍冬藤五钱 制厚朴一钱五分（川连一钱同炒） 焦苍术三钱 鲜芦根一两 全瓜蒌一两（枳壳一钱同打） 越鞠保和丸五钱（布包） 益元散四钱（鲜荷叶一角包刺） 焦苡米三钱 白蔻衣一钱五分 苦杏仁三钱 赤猪苓各四钱 建泻片三钱

另：沉香屑一分 酒军二分 食盐一分 三味同研，以胶囊装好，分两次药汁送下。

四诊：身热已退，斑疹渐还，舌苔渐化，大便又见三次，胸闷已舒，小溲渐淡，胃纳不佳，两脉细弱。湿温化而未净，再以泄化余热，兼治胃肠。

大豆卷二钱（焦山栀一钱五分同炒） 香青蒿一钱五分 粉丹皮一钱五分 连翘三钱 制厚朴一钱五分（川连一钱同炒） 法半夏三钱 鲜芦根七钱 焦苡米三钱 鲜枇杷叶三钱（布包） 保和丸五钱（布包） 益元散五钱 生草梢三钱 朱茯神四钱 瓜蒌皮三钱 白蔻衣一钱五分 苦杏仁三钱

温病

朱先生，28岁，12月3日初诊。

头痛，寒热往来，一身痠痛，咽关红肿且痛，左边白腐甚多，两脉弦滑而数，感受时邪，肺胃热盛，亟以表里兼治。

鲜金斛一两（先煎） 京元参三钱（盐水炒） 朱连翘三

钱　忍冬藤一两　象贝母四钱　赤芍药二钱（枳壳一钱同炒）　生石膏一两（先煎）　肥知母一钱五分（盐水炒）　板蓝根三钱　真郁金三钱　紫地丁二钱　薄荷细枝五分（后下）

另：紫雪丹七分　香犀角一分　二味同研，以胶囊装好，匀两次药汁送下。

二诊：12 月 4 日。

头痛减而寒热亦退，咽关白腐渐消，红肿较退，疼仍不止，舌苔垢黄且厚，大便欲解未通。温邪食滞互阻中焦，拟再清解化毒。

鲜金斛一两（先煎）　鲜生地一两（莱菔子三钱同打）　京元参三钱（盐水炒）　生石膏二两　象贝母四钱　朱连翘三钱　忍冬藤一两　赤芍药二钱（枳壳一钱同炒）　肥知母（盐水炒）　板蓝根三钱　紫地丁三钱　全瓜蒌一两（只实二钱同打）　焦山栀一钱五分　淡竹叶三十片

另：紫雪丹七分　香犀角一分　二味同研，以胶囊装好，匀两次药汁送下。

三诊略。

四诊：咽关白腐已退，红肿渐消，左边仍痛，舌苔黄厚而腻，大便尚未畅利，再以清解宣化，通导阳明。

鲜金斛一两（先煎）　京元参三钱（盐水炒）　鲜生地一两（枳壳一钱同打）　生石膏五钱　象贝母四钱　朱连翘三钱　忍冬藤一两　赤芍药二钱　青黛拌灯心一钱　板蓝根三钱　淡竹叶三十片　全瓜蒌一两（枳实二钱同打）　火麻仁五钱　肥知母一钱五分

另：紫雪丹一钱　酒军二分　二味同研，以胶囊装好，匀两次药汁送下。

咳喘

崔先生，40岁，2月16日初诊。

两脉细弱无力，形寒背部为甚，喘逆已将一年，入冬增剧，咳嗽，舌苔白腻质粉红，不思饮水，左胁内痛，不能倚左而卧，二便如常。病属感冒传里，与饮并留胁间，姑以温运化饮，深虑足肿大喘。

嫩前胡一钱（麻黄汤煮透去麻黄） 粗桂枝五分（赤芍二钱同炒） 家苏子一钱五分 白芥子五分 桑白皮三钱 甜葶苈一钱（焙） 大红枣七枚 法半夏三钱（粉草一钱同打） 新绛屑一钱五分 生海石五钱（先煎） 苦杏仁三钱 建泻三钱

另：白蔻仁二分 真琥珀三分 二味同研，以胶囊装好，匀两次药汁送下。

二诊：背部形寒已减，不能倚左而卧，喘逆渐平，咳嗽较减，舌苔白腻而厚质绛。病延已久，防增发热，拟再以前法加减。

粗桂枝五分（赤芍一钱五分同炒） 嫩前胡一钱 桑白皮三钱 家苏子一钱五分 甜葶苈一钱（焙） 逍遥丸五钱（布包） 鲜枇杷叶三钱（布包） 旋覆花二钱（布包） 新绛屑二钱 法半夏三钱（粉草一钱同打） 苦杏仁三钱 鲜煨姜七分 大红枣七枚 建泻三钱 焦苡米三钱

三诊：咳嗽已减，寅卯时尚甚，舌苔白腻而厚，两脉细弱，左胁之水已化，疼痛已止。病久气滞，中有停饮，拟再以温和化饮。

淡附片七分（用面糊煨透） 粗桂枝五分（蜜炙） 生紫菀一钱 法半夏三钱（粉草一钱同打） 法制陈皮一钱五分 苦杏仁三钱 鲜枇杷叶三钱（布包） 香砂只术丸五钱（布

包） 鲜煨姜七分 大红枣七枚 生熟麦谷芽各三钱 建泻三钱 冬瓜子一两 象贝母四钱 连皮苓四钱

四诊：咳嗽已止，夜间亦未咳，惟劳动则气短微喘，舌苔白腻，两脉细弱。停饮已化，病后气血两亏，当宗金匮法加味。

全当归三钱（粗桂枝五分同炒） 法半夏三钱（粉草一钱同打） 炙陈皮一钱五分 甜杏仁三钱 鲜煨姜七分 大红枣十枚 香砂六君子丸五钱（布包） 淡附片一钱（用面糊煨透） 潞党参三钱（米炒） 生熟麦谷芽各三钱 丝瓜络三钱 建泻三钱

痢疾

刘小孩，男，4岁，8月2日初诊。

身热颇壮，下痢日数十行，先白后粉，里急后重，且下蛔虫一条，舌苔白，两脉细弦滑数。湿热积滞蕴蓄胃肠，亟以芳香疏通。

鲜佩兰一钱五分 鲜藿香一钱五分 煨葛根一钱 焦苍术一钱五分 大豆卷三钱 马齿苋三钱 香连丸三钱（布包） 范志曲四钱 花槟榔三钱 使君子三钱 沉香屑三分 焦楂炭三钱 赤苓四钱 建泻三钱

按：服两剂复诊，病情无甚变化，原方加焦枯芩一钱五分。

三诊：身热得汗而解，下痢亦减，赤少白多，后重渐减，矢气已通，口渴思饮。湿热渐减，积滞仍多，拟再以钱仲阳法加减。

煨葛根七分 大豆卷三钱 焦枯芩一钱五分 赤小豆三钱 全当归三钱 赤芍三钱 青皮一钱 沉香屑三分 槟榔

炭三钱　香连丸三钱（布包）　马齿苋三钱　莱菔子三钱　焦苍术一钱五分　生熟麦芽四钱　赤苓四钱　建泻三钱

气恼伤暑

张老先生，50岁。

身热神昏，不省人事，牙关紧闭，舌苔白腻，恶心，气逆作呃，中脘膨胀，大便滞泄，两脉细弱且涩。禀质不充，虚弱已极，忽因气恼伤暑，心气衰弱，其势甚重，颇虑呃逆大作，引起剧变。备方以候中西法家政定。

鲜佩兰一钱五分　鲜藿香一钱五分　大豆卷三钱（焦山栀一钱五分同炒）　鲜菖蒲三钱（后下）　制厚朴一钱五分（川连一钱同炒）　小枳壳一钱　苦桔梗一钱　鲜煨姜七分　刀豆子三钱　公丁香三钱　旋覆花二钱（布包）　沉香曲四钱（布包）　代赭石一两（先煎）　姜竹茹三钱　新会皮一钱五分

另：戈制半夏五分，局方至宝丹一丸，二味匀两次，开水送下。

二诊：神智已清，身热亦退，牙关已松，舌苔垢黄而厚，口渴思冷饮，中脘膨胀，大便滞下由泄转溏，尚未全止。病因气恼伤暑而起，拟再以芳香温中分利。

鲜佩兰一钱五分　煨葛根一钱　小枳壳一钱　苦桔梗一钱　制厚朴一钱五分（川连一钱同炒）　淡吴萸一钱五分　鲜煨姜一钱　刀豆子三钱　公丁香三钱　柿蒂一钱　生草梢一钱五分　旋覆花二钱（布包）　大腹皮五钱　代赭石五钱（先煎）　姜竹茹三钱　新会皮一钱五分　生熟麦谷芽各三钱　赤猪苓各四钱

另：戈制半夏五分　淡干姜二分　食盐一分　三味同

研，以胶囊装好，匀两次开水送下。

三诊：泄泻渐减，转为溏薄，今日已能进食，舌苔垢黄而厚，腹中沃涩且胀，按之作痛，矢气甚畅，呃逆已止。气滞互阻胃肠，拟以升降运中，调治胃肠。

煨葛根一钱　小枳壳一钱　苦桔梗一钱　焦苍术三钱　制厚朴一钱五分（川连一钱同炒）　淡吴萸一钱五分　鲜煨姜一钱　大腹皮五钱　新会皮一钱五分　旋覆花二钱（布包）　香砂只术丸五钱（布包）　范志曲四钱（布包）　香稻芽一两　连皮苓四钱　鸡内金三钱　焦楂炭三钱　马齿苋三钱

另：戈制半夏五分　淡干姜二分　食盐一分　三味同研，以胶囊装好，匀两次药汁送下。

四诊：大便滞下，日十余次之多，腹胀已消，矢气通而小溲尚利，胃纳已开，舌苔垢黄而厚，两脉细弱按之无力。夙垢尚多，正气不足，病实正虚，再以调治中焦清理胃肠。

煨葛根一钱　焦白术三钱　连皮苓四钱　制厚朴一钱五分（川连一钱同炒）　淡吴萸一钱五分　香砂只术丸五钱（布包）　沉香曲四钱（布包）　鲜枇杷叶三钱（布包）　炮姜炭一钱　香稻芽一两　焦楂炭三钱　马齿苋三钱　新会皮三钱　法半夏三钱（粉草一钱同打）　枯芩炭一钱五分　赤小豆三钱　全当归三钱　杭白芍五钱　青皮一钱五分　荷叶炭三钱

另：白蔻仁二分，淡干姜二分，酒军二分，辰砂一分，四味同研，以胶囊装好，匀两次药汁送下。

五诊：大便渐调，尚见溏薄，舌苔渐化，腹部渐舒，胃纳渐复，两脉细弱且缓，再以升阳益胃。

煨葛根七分　土炒白术三钱　杭白芍五钱　青皮一钱

制厚朴一钱五分（川连一钱同炒） 淡吴萸一钱五分 木香梗五分 法半夏三钱（粉草一钱同打） 鸡内金三钱 赤小豆三钱 当归三钱 大腹皮三钱 炮姜炭一钱 焦楂炭三钱 香稻芽一两 新会皮一钱五 连皮苓四钱

（原载中医杂志1958年8月号）

汪问九医案

汪金衡　整理

先父名鼎烜，字问九，清末民初由原籍浙江萧山县至济南，业医达三十余年之久。对温病、妇科有所擅长，颇有声誉。所遗医案甚多，兹选录数则，以供同道参考。

温病三则

（一）董某，温病八日不解，医用柴葛，而热剧动风。神昏便闭，溺赤涩少，头痛如劈，耳聋，鼻衄，痰血咳嗽，咽紧心烦，痉厥，危险万状，脉小带数，苔黄尖紫，舌强谵语。年当弱冠，成婚不过百日，须防阴伤液涸。参看色脉，邪已陷入阴分，几成内闭之象，姑先清温解热以挽天机。

金银花四钱　飞滑石六钱　大竹叶一钱五分　建连翘三钱　淡枯芩二钱　川通草一钱五分　天花粉三钱　光杏仁三钱　石菖蒲六分　鲜苇根一两

二诊：热减便通，泄泻溺红，神清，耳窍少灵，惟咳嗽加紧，痰黏而带血点，骨节烦痛，右寸关脉滑如珠，苔黑底黄，温邪已渐外现，不致陷入厥阴蒙蔽清阳，拟清肺胃蓄热。

杭茶菊四钱　鲜石斛四钱　鸡苏散四钱　粉丹皮二钱　建连翘三钱　淡条芩三钱　忍冬藤三钱　霜桑叶二钱　炒知

母二钱 川黄连七分 赤小豆皮一钱五分 鲜茅根 鲜苇根各一两熬水煎药 外用金银花露代茶饮之。

按：三诊：热退痛减，溺长色黄，口渴干粘，咳嗽多痰，胱仍烦闷，都是湿热上蒸见症，照前方去条芩、川连忍冬藤、赤小豆皮，加花粉杏仁、枇杷叶。

四诊：咳嗽较轻，痰多稠黏带黄，头尚昏沉，胃难纳谷，微有恶心，脉平，右关略数，苔薄淡黄，显系温邪已去，余热未清，宜清热和胃。

霜桑叶三钱 炒知母二钱 广陈皮一钱 砂仁壳一钱五分 建连翘一钱五分 莱菔子一钱五分 姜竹茹一钱五分 光杏仁二钱 杭菊花四钱 香稻芽三钱 檀香七分 青果三个

五诊：嗽减，胃醒，大便又干，寐醒汗出，口粘燥渴难张，脉细，苔清红滑，热去津伤，阴液枯耗故也，议与养阴滋液。

大生地四钱 砂仁八分 北沙参三钱 秋石七分 干麦冬二钱 火麻仁一钱五分 北五味一钱 黑元参一钱五分 朱茯神三钱 鸡蛋黄一枚冲入

（二）王某，温热已逾浃旬，据述半月前红疹与白痦并现，经名医张海翘，杨砚农二先生，参用石膏汤后，疹消痦除。但神昏热剧，舌缩肿大，喉锁目瞑，口禁难张，颊车紧掣，呼吸气促，四肢蠕蠕动风，小溲点滴混浊，大便涸结全无。索阅诸方悉皆清凉不背，佐以浮萍尤为表散疹痦要药。详察色胀，面红耳聋，唇裂鼻煤，嘴角鼻管血迹未干，左尺脉洪，右寸关滑大而硬。查温热蒙蔽本同烟雾，原无形质可以扫荡；须得芳香宣通膻中空灵之窍，方能搜逐锢闭里结之邪。兹姑仿之，务望多择明人主裁为要。

金银花四钱　净连翘三钱　杭茶菊二钱　鲜石斛四钱　黑元参三钱　淡竹叶一钱五分　炒知母一钱五分　粉丹皮二钱　石菖蒲七分　鲜茅根　鲜苇根各一两熬水煎药　局方至宝丹一颗药汁化开同服。

二诊：热减神清，肢舒风熄，溺涩短赤，口能半张，脉多滑数，舌缩根硬，边尖色紫多刺，苔黄片片如萍，上腔牙龈血迹层层，足征邪热布遍三焦，毋再阻闭清窍。参之形脉虽有转机，若云转危为安，尚未敢必。舌为脾本，热重恐难速驱，用药应以柔脾宣络清肺和阳。

羚羊尖磨冲一钱　鲜石斛四钱　鸡苏散四钱　杭茶菊四钱　赤小豆皮一钱五分　天花粉三钱　绿豆衣一钱五分　净连翘三钱　石菖蒲六分　鲜苇根三尺　鲜白茅根三钱

三诊：舌本渐柔，少可伸缩，头昏咳嗽，痰多粘白，自觉神识已苏，两耳后肿疼结核，口常干渴，咽紧心烦。脉数较减，苔黄灰腻，口中血迹逐渐自消，二便依然交阻，此乃温热发颐，一经耳后肿溃流脓，邪由外达，历过险汛，似可即保无虞。

净连翘三钱　牛蒡子二钱　天花粉三钱　苏薄荷一钱五分　马勃一钱五分　人中白一钱五分　大元参三钱　杏仁泥三钱　川通草一钱五分　苦丁茶一钱　鲜桑叶七片　鲜苇根三尺。

四诊：热清咳紧，耳后痄腮红肿高突，痛不堪忍，已有早晚溃脓状况。昨来腹痛烦燥，大便一月不解，右关脉劲余静，苔消过半，底红而干，好似邪去热蒸宿垢流动之象，与苡米饮润其肠胃，外用蜜煎导法下引粪出，再拟苦辛泄降为法，三面夹攻，庶几有效。

大生地四钱　杏仁泥三钱　淡枯芩二钱　大元参三钱　净连翘二钱　大青叶一钱五分　白蔻壳一钱五分　五谷虫一钱　火麻仁一钱五分　冬葵子一钱五分　鲜苇根三尺　外用更衣丸一钱以药送下。

五诊：便通胃醒，病如脱然，惟耳后痄腮，左溃右红，痛仍不减，右寸脉尚劲大，肺热留注明证，仍宜清热治之。

金银花四钱　连翘三钱　天花粉三钱　香白芷一钱五分　川贝母二钱　炒知母二钱　枇杷叶一钱五分　煨乳香一钱　甘草节一钱五分　鲜桑枝一尺

按：六诊：后两瘰均溃，脓已不多，逐渐收敛，但脉症有一派温热伤阴现象，接与玉女煎意养阴滋液调理数次而愈。

（三）史某，春温九日不解，阅孙先生方极其清和而病益加剧，莫名其故。诊脉，左关弦数，右手滑劲，苔黄浮腻，尖红边刺，鼻准白亮，头重膈闷，咳嗽多痰，冲气上逆，呕恶喘促，四肢筋掣，腹胀引及脊膂两胁刺疼，腰际酸楚，咽紧口干，经水淋漓，心烦麻乱，身热如炽，有时淅沥畏寒，大便经旬不解，溺赤短数。内经谓阳维为病苦寒热，此系矫维失司，厥阳肝郁，挟受风温侵袭阳明，上蒸阻肺，肺与大肠相表里，上窍不开，下腑难宣，不能以寻常温热为例，非先开肺气推热下行，不足以驱温邪，庸识浅见，备候高明质证。

苦杏仁三钱　苏子霜一钱五分　射干八分　生石膏三钱

紫菀茸一钱　枇杷叶二钱　桑白皮二钱　黄郁金三钱　川通草一钱五分　鲜苇根三尺　藕节四个

二诊：热减痛瘥，早间下粪三粒如弹，小便亦见少畅，胃虽略进米汤，中脘依然不舒，尚觉恶心头目昏沉，咳嗽加紧，癸水仍旺而色紫，右手脉劲少减，滑大异常，苔黄中酱，明明肺气已宣，湿热凝注难驱，姑用冬花散推荡腑气。

冬花蕊三钱　炙苏子一钱五分　炒紫菀一钱　生石膏三钱　苦杏仁三钱　炒枳实一钱五分　大麦芽三钱　降香七分　姜竹茹三钱　桑白皮二钱　炒知母二钱　淡子芩三钱　鲜桑枝尺半　苇根三尺

三诊：热清痛减，溲通，口仍干，咳嗽重而多痰，头巅痛，胸脘饱闷，恶心已除，脉来两关弦滑，右寸劲大，苔退大半，中脘气机窒塞，肺胃蓄热蒸腾，昭然若揭，当以苦辛泄降法主之。

飞滑石八钱　全瓜蒌四钱　炒知母二钱　吴萸连一钱　杏仁三钱　炒麦芽三钱　姜竹茹三钱　黄郁金三钱　淡豆豉二钱　枇杷叶二钱　鲜苇根三尺

四诊：温邪已解，癸水已止，咳轻，胃尚呆钝，苔清色红，脉形细数，原是邪去阴伤，余热未净故也，法宜清热和胃。

冬桑叶三钱　六和曲二钱　炒知母二钱　忍冬藤三钱　连翘二钱　天花粉二钱　广陈皮一钱　砂仁壳一钱五分　贡川贝一钱五分　香稻芽三钱　檀香八分　南薄荷一钱　干荷叶一块

（原载中医杂志1958年3月号）

宋达三医案

1958年2月和3月上旬流行性感冒在本区流行，情况和去年春季不同。去年是由机关、团体、学校，慢慢流行到农村，今年是在农村弥漫性的发病。发病人数虽不多如去年，但合并症比较严重；去年经笔者治疗的250例中，只有一名合并中耳炎，今年共治疗流感104例，严重合并抽风的一名，呼吸困难剧烈咳嗽的七名（即合并肺炎的），重感（劳复）的一名，素有旧病感染的四名。本着“八纲”及“辨证论治”的法则，通过及时治疗，多数得到痊愈。现在列举四个典型病例，对流感合并症的点滴经验，作一简介，赤诚地就正于大家，敬希不吝指教。

一、流感误汗并发抽风

柳杨氏，女性，48岁，业农，本乡小董庄居民。二月十七日清早出诊。据患者兄谈：患者前天感觉身体不舒，头及身痛，发冷。当时认为头痛脑热不算病，抗几天就好了！晚上她自己烧热了炕，喝一些开水，盖被发出大汗。不料第二天突发高热，阵阵抽风、不省人事。急请医生打针治疗，并未见轻。

初诊（2月17日）：体温40.7℃，脉洪数有力，牙关紧闭，角弓反张，正发抽搐，无法舌诊，只见口干唇青，病势危急；此系发汗过多，损伤津液所致。金匮痉湿暍病脉证：“太阳病发汗过多因致痉。”结合伤寒论第八条：“风温为病，脉阴阳俱浮，自汗出，身重，多睡眠，息必鼾，语言难出，若发汗者，小便不利；若被下者，直视，失溲；若被火者，微发黄色，剧则如惊痫，时瘈疭；……”这是描述热性病劫损津液，血虚不能荣筋，演变为坏症抽搐痴癔。即以增液、退热、解毒、镇肝熄风法。

处方：生石膏（研末、早煎）二两　金银花一两　麦门冬一两　大生地一两　元参八钱　钩藤八钱　胆南星四钱　川芎三钱　杭菊六钱　秦艽三钱　防风三钱　犀角三钱　全蝎二钱　生甘草二钱　水煎冲服牛黄一分　辰砂末三分　嘱其家属趁她不抽搐时，用羹匙徐徐灌下。

复诊（2月18日）：抽搐症状消失，精神清醒，体温降至38.2℃。自觉头重胸满，浑身发紧，咳嗽咯痰，呕逆，不思食，脉弦沉，舌绛，舌苔黄腻。此系高烧后，损耗津液肝胜脾胃不和，心阴不足，法当再进大量增液，平肝健脾，润肺化痰佐以强心之品。

处方：前方去生石膏、全蝎、犀角、口防风、牛黄，再加杏仁泥四钱，括丹皮三钱，川、浙贝各二钱、杭白芍、鸡内金、青竹茹各三钱，外加伏龙肝一两、鲜苇根二两，水煎送服辰砂末三分，两次分服。

三诊（2月19日）：病者自觉病势大减，头目清快，胸部不甚满闷，早饭喝稀粥一碗，也没呕吐，咳嗽轻微，昨晚约在半夜时，大便一次（干粪），睡觉也很安稳，体温37.5℃，脉亦和缓，舌苔虽黄，略有津液，但食欲仍缺。法当清余热，增津和胃为主。

处方：元参　大生地　麦门冬各六钱　广陈皮　清半夏　杏仁泥　鸡内金　六陈曲　大白片　谷麦芽各三钱　全当归五钱　生甘草二钱　外加伏龙肝一两　水煎服

四诊（2月20日）：症状全部消失，体温正常，脉和缓，惟觉食欲不振，四肢痠软。给天王补心丹10粒，每饭前吃一粒，人参健脾丸10剂，早晚饭后各服一剂，善后调养。2月27日访视，已完全康复。

二、流感并发肺气闭塞（肺炎）

张××，男性，11岁，学生，张井村人。

初诊（2月28日），其母亲代诉：五日前曾患感冒，病不严重，服平热散发微汗后，觉着好了，前天忽然又病了，咳嗽的很厉害，喘不上气来，发烧，面红，呕吐，不能吃饭。检查：体温40.2℃，咳嗽剧烈，胸部刺痛，头及四肢作痛，鼻翅煽动，呼吸困难，唾吐白粘痰，间有铁锈色，口气臭。

印象：流感并发肺炎。温病条辨说："凡病温者，始于上焦，在手太阴。"由此推究其致病原因，系热邪郁遏于肺，热伤肺络，故突发上述病症。治宜清热、解毒、宣肺、化痰为主：

处方：生石膏一两（研末、早煎）　麻黄二钱　金银花四钱　杏仁泥　瓜蒌皮各三钱　川浙贝母　桔梗　枇杷叶（去毛、纱布包）　牛蒡子　前胡　白前　竹茹　山栀子　酒黄芩　葶苈子　生甘草各二钱　橘络一钱　外加藕节五个　水煎，二次分服。

复诊（3月1日）：体温降至38.2℃，呼吸略觉痛快，咳嗽亦感轻微，咯痰与昨天相似，面色仍然发红，夜间睡眠不安，苔白腻，脉紧数。仍以前方去竹茹、牛蒡子、酒黄芩、葶苈子，加知母、云苓、麦冬各三钱，藕节五个，水煎冲服辰砂末二分，两次分服。

三诊（3月2日）：体温37.8℃，呼吸、咳嗽咯痰均轻，睡眠安适，面色微红，苔脉大变化，食欲不振，仍以前方加减，佐以健胃之品。前方：生石膏改为六钱，去金银花　山栀子　橘络　前胡　白前加清半夏　广陈皮　紫菀各二钱　神曲　麦芽各三钱　北五味一钱　藕节五个，水煎，分二次服。

四诊（3月3日）：体温37.6℃，诸症见轻，照前方再服一剂。

五诊（3月4日）：体温正常，大部症状消失，每餐能喝米粥二碗，惟咳嗽咯痰仍未完全停止。因小孩服药困难，改予通宣理肺丸，每饭后服一粒，一周后痊愈。

三、劳复流感

刘×母，女性，71岁，业农，住彭寺村。其子代诉，“于三月二日忽患感冒，头痛，怕冷作烧，周身痠软，不愿吃饭，她平素怕吃药，吃了两粒羚翘解毒丸，喝了一些开水，身出微汗，全身轻快，病去大半，住了两天感觉好了，昨天她抱小孩上街去玩，当时感觉受凉，来家不多时，就浑身发起冷来，头痛厉害，晚上又复发烧。”

初诊（三月十日）：体温40.4℃，颜面潮红，头及关节疼，不恶寒，但发热，脉浮数有力，舌苔黄腻，三日未解大便，口渴，食物不愿入口。情以病后气血俱虚，余热未尽，本宜安卧静养，今早起劳动，气血沸腾，抵抗力小，因劳而复发作，治宜辅正、退热、增液、通便。

处方：全当归一两　金银花　杭甘菊　麦门冬　酒川军各五钱　秦艽　栝蒌　丹皮　桃杏仁　枳实各三钱　白芷二钱　大力参　生甘草各一钱　生姜三片　伏龙肝一两　水煎，分二次服。

复诊（三月十一日），体温38.3℃，头及关节疼减轻，大便二次（稀粪杂有硬块），有微汗，舌苔黄润。但以年高经此高热，津液缺乏，食欲不振，理所必然。好在大便通下，急下以存津液，病势好转。所谓："温病下不厌早。"和"急下以养阴。"是有道理的。拟予退热养阴佐以健胃之品。

处方：金银花　麦冬　元参　大生地各五钱　栝蒌　丹皮　鸡内金　六陈曲　酒黄芩　谷麦芽　广陈皮各三钱　甘草二钱　水煎，二次分服。

三诊（三月十二日）：体温正常，脉洪大而虚，精神好转，每顿能喝一碗藕粉、小便赤，大便又溏泄一次。法宜健胃、辅正。

处方：前方减去金银花　麦冬　元参　酒黄芩　加建莲子　焦白术　天字苓　杭白芍　清半夏各三钱　生姜三片　大枣二枚　水煎，分二次服。

四诊（三月十三日）：症状大部消失，惟感体软无力，消化力弱，夜晚有失眠现象，拟以前方加台党参山楂片各三钱、水煎送服辰砂末二分、三月十四日据其儿子谈："服药见轻。"再照前方取药一付。

四、旧病血虚复染流感

王××的爱人，女性，39岁，业农，家住小董庄。三月八日初诊。

主诉：平日心跳已逾半年，于昨天感觉受凉，发冷作烧、头痛、浑身疼，心里也痛，彻夜不能睡，听有小动静，就心跳不止，喝口水随即吐出，阵阵出虚汗，不愿睁眼，一点精神也没有。

诊查：体温38℃，脉浮数微细，舌苔白薄，颜面颧部红艳，有轻微咳嗽及流感症状。且其素有蛔虫病史，胃疼可能是蛔虫作祟。结合温病条辨第六条："太阴风温，但咳，身不甚热，微渴者，辛凉轻剂桑菊饮主之。"再结合"急则治其标，缓则治其本"的治疗原则，先予加味桑菊饮治疗流感。

处方：霜桑叶　杭甘菊　金银花各四钱　杏仁泥　净连翘　青竹茹各三钱　苏薄荷　苦桔梗　生甘草各二钱　伏龙肝一两　水煎送服辰砂琥珀末三分。

复诊（三月九日）：体温37.5℃，脉搏舌苔如前，头痛、浑身疼自汗均见轻，服药后没呕吐，上半夜能入睡，听见动静就醒、胃中仍然作痛，心悸烦躁，感觉四肢无处搁放，此系久病血虚所致。令其先吃"驱蛔片"四片，再予滋阴养血之品。

处方：全当归一两　大力参一钱　干地黄　元参　麦

门冬各五钱　杭甘菊　青竹茹各三钱　龟版　鸡内金　阿胶　甘草（蜜炙）各二钱　伏龙肝一两　水煎送服辰砂琥珀末三分。

三诊（三月十日）：据云：服驱蛔片后，泻下蛔虫八条，胃疼顿止，惟不思饮食，盖以胃气不和所致。再予大量养血药剂，佐以健胃之品。

处方：全当归一两　干地黄五钱　云茯神　龙眼肉各四钱　焦白术　生熟枣仁　谷麦芽　清半夏　六陈曲　广陈皮　龟版　建莲子各三钱　炙甘草二钱　生姜三片　伏龙肝一两　水煎分二次服。

四诊（三月十一日）：体温正常，新病不必考虑。可专治血虚心悸及消化不良，大量给予补血健胃之品。

处方：前方减去焦白术、龟版、再加鸡内金、台党参各三钱　水煎送服辰砂末三分，两次分服，连服两剂（11、12、每晚一剂）。

五诊（三月十三日）：心悸轻微，通夜能眠，每顿能吃面条两碗。惟身体羸瘦，一时难以恢复，再予柏子养心丸 20 粒，每饭前吃一粒，开水送下，并嘱她多吃菠菜和鸡蛋，好好注意营养，先做轻活，待身体健壮后，再从事劳动。

（原载中医杂志 1959 年 5 月号）

宋爱人医案

宋立人　整理

实中阳厥

苏州，秦汉卿，于一九四三年农历十月初旬，突然四肢麻木，颜面蠕动抽搐，神态呆异。某日之晚，竟至仆倒，不省人事，口噤不开，喑痱不语，右半身萎废不用，痰鸣嗘吼，声如曳锯，遗尿不禁，昼夜烦而不安。是月十六日为得病之第九日，始延余诊治。诊得脉情滑数，至数无绪，重按搏指有力，身热如炭，面赤如朱。心胸按之灼手。按治中风，当分虚实，据喑痱不语，遗尿不禁，似属心肾之虚；然口噤不开，则又风邪之实。而脉情滑数，重按有力，心胸按之灼热如烙，加以痰鸣嗘吼，声如曳锯，则又属风火痰涎，聚积肺胃，郁闭胞络，此“实中”而又兼“阳厥”大证，与虚中不侔，故舍虚而从实。

处方：蝎尾末五分　羚角粉五分　万氏牛黄丸两粒先送。另以化痰清热宣郁如竹沥、贝母、半夏、橘红、郁金，清肝熄风如芍药、丹皮、珍珠母，而以茯苓、茯神为助。大剂浓煎，缓缓灌下。

十七日复诊，询知服药后，即获神安入寐，厥逆之势已见平静，面赤亦退，脉滑数较缓，神志略觉安定，余证如昨。此厥势虽戢，而风痱依然入中心肾之络，推其故，由于风火痰涎，犹有蒙蔽胞络，而心肾仍失于交媾。是知欲交心肾，非先清化痰涎不可。使胞络痰涎，郁者开而神明自安。然后口噤可开，遗尿可禁。若妄补留邪，与本证断不相宜。投剂：万氏牛黄丸、叶氏神犀丹各一粒。研末先送。余于前方去郁金、珍珠母。加海藻、昆布，咸润降滑，开痰散结。龙齿、贝齿，清肝而安魂魄。远志以开心气之郁，怀牛膝导引厥逆之气下行，使升者可降，而降者不复再升。

十九日复诊：前昨两夜，寐可落寝，神可安定，颜面抽搐已缓，并且口噤已开，见其舌苔黄糙垢腻，小溲亦有知觉，惟仍感默默不欲语言，脉情滑数，尚感阳脉太过，咳虽有痰，而又吐咯不易。以大势度之，痱中厥逆，已随风火痰涎之宣泄而下降，心肾脉络，其神气交会之道路，因此而亦能上下交通。处方：撤去神犀，加琥珀末、伽南末各二分五厘，以安神宣郁，方守前法。

二十二日复诊：舌本已能转动灵活。时欲言语诉说，而犹謇涩不甚清晰，腑气多日未行，矢气频转极臭，小溲长利，气臊臭，色微黄，已能自禁，脉情滑数，亦转和缓，齿结血瓣，舌苔黄垢，浊腻满布，此阳明之结也；结者、当濡润以柔养其血液，辛滑以疏利其气机。于前方去万氏牛黄丸，加生地炭、蒸锁阳、桑麻丸（包）。两日间、续得腑气两度，色黑粘韧，溏硬不一，后清养调理而愈。

按：本证辨证要点，全在舍弃喑痱不语，遗尿不禁之类似于虚，而从治其口噤不开、痰鸣壅塞，心胸之灼热如烙，脉情滑数重按有力之病由于实。法宗牛黄丸以清心安神，而重用竹沥、贝母、半夏、橘红、石决、龙、贝等宣化风火痰涎之剂。既无温补滋腻之留邪，又无风药散窜之伤正。若实以虚治，则本证未有不传为偏枯痿废。惟中风多便秘，此为风淫化燥，血液干枯使然，投剂当参酌于咸润、辛润之间，如苁蓉、锁阳、当归、黑芝麻等最佳。

虚中

同年十一月十二日，有吕再春者，年约五旬余，病中风，招余治。病由于有年之体，心肾两亏，营卫气血，偏枯不泽，月前风中于左，左半身不用，痿痱无力，缓纵不收，口眼㖞僻于右，证属偏中。当时诊得脉浮弦洪滑，重按又浮而不敛，虽未至散数，然究少根蒂。舌质滑湿无苔，底嫩红，舌本萎软无力，不能抵齿，足见藏真亏损已极。鼻鼾、呼欠、遗尿，均属脱象，是为"虚中"，延逾月余，积方数寸，皆不中病。方拟宣明论河间地黄饮子意，去附子、巴戟之辛温，五味、麦冬之酸涩，参以首乌、当归以养血而和血痹，龟板、龙骨以补肝肾而固纳浮阳。

处方：熟地炭六钱（上肉桂末六分拌打） 淡苁蓉四钱（沉香末四分拌打），白归身四钱 首乌藤六钱 鸡血藤四钱 盐半夏四钱 新会皮三钱 野于术三钱 花龙骨一两五钱 败龟板一两五钱 茯苓神各五钱 另以西血珀末二分 伽南香末四分 调服

十三日复诊：据自服昨方后，即觉左半身有如虫行，蠕蠕随经络行走，食指竟获屈伸自如，舌音较清，舌本亦不若前日之萎软难伸，便溺亦知留意。惟脉浮未

静，舌上略布白苔，总之心肾水火，命肾阴阳，四者脱辐，未能一时来复。前方，再加续断四钱。木瓜四钱。以坚强筋骨，而稍加秦艽、钩藤以清解血中之微风，去龟板而重加龙、牡以固精气。此方嘱服两剂。

十五日复诊：前方服后，自觉药到之处，凡经络营卫谿谷交会之处，均感温暖如春，而左足亦能转辗屈伸，惟感缓纵无力。舌音较清，舌苔浊嫩，脉情浮滑，已见缓善，立方去秦艽、钩藤、加太子参三钱，另以龟板胶一两二钱，鹿角胶四钱，（烊化冲服）嘱服两剂。

十七日复诊：进剂已逐渐见效。足膑膝股已能自如屈伸，即手臂节骱亦渐有知觉。经曰："掌受血而能握，足受血而能步"，此之谓也。脉浮弦洪滑、大见和善，舌鲜红亦退，呼欠已止，目视亦较灵活。又云：年届五旬，阳痿已久，昨夜之半，居然一度作强有力，未始非春阳回复之基。然阳欲其静，不欲其动，根未固而先动，此中尚宜潜藏。方拟，甘菊、夜交、盐半夏、新会皮、鸡血藤、龙骨、牡蛎、续断、木瓜、茯神、杞子、归芍地黄丸（一两、包）。嘱服四剂。

二十二日复诊：左手五指已能握物，手臂骨骱渐能举动，左半身偏枯不遂渐能转侧，即口眼之祸僻于右者亦较柔和，舌音之謇涩无韵者渐觉清晰，小溲遗尿不禁及频数不畅之苦已大见轻减，心神肾志，冀其翕合，庶几阴阳或不致再度脱辐。惟匝月来苦于府气不行，前日以正虚之故，故不纳亦不便，今正虚渐复，转苦欲行不下。盖肾为胃关，肾又为水藏，必得阳气为之温煦，阴血为之濡润。脉情尚感弦滑，舌苔略布黄浊、再以养血润燥通幽。

熟地炭六钱（沉香末四分拌打） 淡苁蓉四钱（炙鸡金末二钱拌打） 黑芝麻六钱 首乌藤六钱 盐半夏四钱 化橘红二钱 花龙骨一两五钱 鸡血藤三钱 茯苓神各五钱 先服一剂，如府气未行，或行而未畅者可继续服。

二十五日复诊：前进地黄汤通幽润肠，取其咸润入肾，今晨府行已畅，心胸顿然轻快，脉情转觉浮缓，三部均有神韵；论中所谓“脉微浮为欲愈”。立方从甘淡咸平以资补养。

滁菊炭 熟地炭 归身炭 太子参 盐半夏 化橘红 首乌藤 炒枣仁（沉香末拌） 川续断 淡木瓜 花龙骨 左牡蛎 抱茯神 此方服四剂，后进服膏剂愈。

按：本证鼻鼾、呼欠、遗尿、不语、不食、不便，已及月余，而脉情复见浮弦洪滑，重按又浮而不敛。若以五绝而论，则本证已具其三，然犹幸未见绝汗如油，手撒、口开，脉虽重按不敛，犹未见急疾坚大（方书谓中风之脉，浮缓小弱者生，急疾坚大者死），则本证未可弃去而不予施治。初诊即与大剂地黄饮子，亟亟大补心肾，使阴阳二气，重复招之使合，而竟能一剂而偏中于左者即觉有如虫行，再剂而复觉药到之处，随其经络之所过，而温暖如春，此大可庆幸者。

风痱

龚仲贤素患风痹湿毒，因此气血大亏，心神肾志，俱失交感，循至阴阳内外，渐告脱辐。一九四三年农历孟冬至一九四四年孟春，百日之中，喘势大作，精神烦乱，呓语昏谵，口角流涎，口眼㖞斜，周身浮肿，小溲涓滴极少，咳逆上气，昼夜不息。至元宵节后，始招余治，观其舌苔，浊嫩浮白，全无神色，而尤其甚者，两脉浮洪不驯，且三五歇止，有时动而中止，不能自还。论曰："脉结代，心动悸"，此少阴内夺而厥，则为喑痱者是。少阴者，心与肾也。情势颇感岌岌。勉拟清上纳下、交媾阴阳，冀其上下翕合，是为当务之急。

上党参五钱　甜冬术（米泔水浸）二钱五分　淡天冬四钱　大麦冬四钱　川贝母五钱　大熟地（炒松）六钱　败龟板一两五钱　紫衣胡桃肉（盐水炒）二两　补骨脂（盐水炒）三钱　甘杞子六钱　炒枣仁六钱　花龙骨一两五钱　茯苓神各五钱

元月十八日复诊：服前方一剂，幸当夜喘势即平，寐中亦安，续服一剂，始招余复诊。诊得脉虽浮洪不驯，而三五歇止之数则大减。手臂浮肿之势，亦较退，因此，小便亦较为长利。盖自服余药之后，两宵以来，前后统计，已得八九小时之安寐。因思本证由于风痹湿毒，腰股血癣，累叠如钱。腰为肾府，其为风毒血热，侵入肾藏，亦可推见。惟是肾为先天之本，阴阳水火，实基于是。及至内外之风相煽，不独神明不安，而少阴入中为喑痱，此中为因为果，已非一日，于前方再参甘酸咸润合剂。除去甜冬术、补骨脂。加五味子五分　炙甘草五分　制远志一钱五分　桔白络各二钱　（大熟地六钱　沉香末四分拌打）此方服两剂。

二十一日复诊：连日、夜寐已安，小溲亦畅，喘浮大平，面色浮光油垢晦暗之气已退。惟脉来浮洪虽减，结代仍感互见。府气六日未行，阳明颈脉动甚，询悉嗜有阿芙蓉癖，喘急之时，每借此为续命之膏。夫胃为水谷之海，六府之大源，其气悍疾，藏阴不胜府阳之冲激，脉来不应阴阳之刻数，势虑掀动内风，再起风波。

鲜石斛五钱　北沙参五钱　大麦冬四钱　陈阿胶五钱（烊化冲）。败龟板一两五钱　花龙骨一两五钱　桔白络各二钱　柏子仁四钱　炒枣仁六钱　炙甘草二钱　茯苓神各五钱　此方络续共服四剂诸恙均告平静，遂停服。

至仲春中旬、复招余诊，情势复变，诊得脉情仍感三五歇止，明是心血衰微。又云：一经借助阿芙蓉之力，则又至数加速，来去如驶，竟有多至七至以上者。再拟复脉合二加龙牡救逆复剂与之。

天麦冬各五钱　清阿胶一两（烊化冲）。鸡子黄一枚（分两次冲入搅和）　干地黄八钱　桔白络各二钱五分　酸枣仁六钱　柏子仁四钱　鲜霍斛六钱　北五味一钱　炙甘草二钱　败龟板一两五钱　花龙骨一两五钱　左牡蛎一两五钱　茯苓神各六钱　另：老山参三钱　真坎炁一条（另煎冲余代茶），一剂喘势大平，脉歇止复缓，再剂而浮肿退，小便长利，诸恙若失。后以原方增加五倍，再加：贝母、杏仁、枇杷叶等清气流动之品，煎膏服，出入调理半年愈。然脉来五十动中，仍有三、五次之歇止云。

按：本证口眼㖞僻，口角流涎，然肢体不偏枯而为浮肿更替。口不噤合而为上气喘急。脉浮洪不驯而又三五歇止。此风痱之又一局势。然其主要而最为危殆者，则为浮、为喘、为脉结代，心肾脱辐、上下不交，而心藏之衰颓不振，尤为本证之主因。既非风邪之外袭，又非痰涎之窜扰，而欲平其喘急，势必亟亟交媾其心肾，大剂复脉，合以龙牡救逆，中间又叠遭反复，设不守之以恒，本证未有不殆者。

痿痱

浦石峥于一九四四年农历正月中旬中风，正月下旬招余诊治。立案如下：旬日之前，突然内中，㖞僻流涎，痿痱不用，神志昏愦，此所谓少阴不至、内夺而厥者是。平素内虚，事前夺精，心肾脱辐，内风蠢动，而其最为危恶者，肾夺而厥，上逆为哕，八昼夜来，呃逆连续不停，气从少腹上冲心胸，心下急痛，声达户外，烦躁懊侬，遗尿谵语，颧赤如装，悲衰哭泣，不能自主。心神肾志，上下不交，而为阴阳离决。不但虚损已极，且根本将漓，行将飞扬上越。偏中于左，左脉浮洪，血虚于右，右脉沉涩。阴阳乖戾，瘛疭搐捻，内风大动，证情危若朝露。再三商方，急拟平定呃逆，镇息内风。先以琥珀多寐丸二钱，以养心血之虚，安神明之乱，冀其心火下降，肾厥之气，不复上逆，为下病上治之计。再用：枫石斛一两　蛤蚧尾两对　浓煎缓缓细呷。另以老山参三钱　天麦冬各三钱　炒枣仁六钱　川贝母四钱　花龙骨二两　龙、贝齿各六钱　化橘红二钱　淡苁蓉四钱（沉香末四分拌打）　茯苓神各六钱　酸甘以敛阴，咸温以纳下。为一剂，匀作两日服。

隔两日复诊：据云，服头煎，复杯而呃逆大减，尽剂而呃逆已除。不但夜寐可安，而且日间亦得小寐。左脉浮洪较静，右脉沉涩，尚少起色。呃逆虽止，瘛疭虽缓，呼欠仍然连连，肾气难于摄纳。据曾感湿疮，邪由精室而传入督脑，亦不无有远因在也。舌绛红、苔浊嫩，浮阳未静，仍感烦而多言，按烦为心阳之未安，多语亦为心阳之妄动。心阳何以妄动，推其原，仍由于肾中阴阳未能固摄。务使心肾交媾，阴阳环抱，仍为当务之急。

琥珀多寐丸二钱　柏子养心丸二钱（分四次开水送）另以大熟地八钱　川贝母五钱　化桔红二钱　炒枣仁六钱　山萸肉三钱　淡苁蓉四钱　紫衣胡桃肉一两五钱　花龙骨一两五钱　左牡蛎一两五钱　抱茯神六钱　另以金银器各一件煎汤代水。

前方嘱服两剂，然亦只此两诊。后知浦君因经济不充裕，即将第二诊方剂，一煎二煎而至三、四煎，才行停服，而诸恙亦逐渐痊愈。补养之法，仅从事于所谓食补而已。

按：本证内中，既无风火痰涎窜扰，又非气血两虚之偏枯。口㖞流涎，痿痱不用，与诸中风同，而口不噤、尿不遗，与诸中风又不同。左脉浮洪，右脉沉涩，与前三案亦异。而其最突出者，为八昼夜之呃逆，连续不停，此于诸中风中为少见。然有此突出，即为辨证论治之焦点。能于此处投剂中的，则见效亦速。

（原载中医杂志 1959 年 11 月号）

脾肾两虚浮肿喘逆

一诊：戊寅年农历六月初二。

“病者”戴嫂，年约二十余，苏州，葑门城桥堍。

“方案”舌虚不立苔，脉情弦细涩数，经汎落后，营血不足，中虚尤弱，卫气不能温养分肉、肥腠理、司开阖，由是而水之与气，瘀郁不行，溢于皮肤，周身浮肿，动则气虚作喘，火土衰微，水寒用事，势恐骤然崩厥。

“处方”潞党参（沉香末拌） 制附子 白归身 汉防己 炙鸡金（砂仁末拌） 甜官桂 子红花 冬瓜皮 薏苡仁 茯苓、神 另三因“禹余粮丸”三钱 陈酒温热送服。

二诊：六月初五日。

“方案”水之与气，异名同类，水谷入胃，借其先天后天之阳，蒸腾而为气，若阳气衰微，停留而为水。今中气虚弱，无阳化水，肺为水之母，肾为水之藏，水从腰以下起，泛溢全身，遂致气道闭塞，动则喘，脉情弦细，舌虚白，服前方两剂，浮肿未得衰退，而小便已较长利。脾肾阳虚，温化固宜。惟向患鼻衄，自当参加温导。

“处方”潞党参（沉香末拌） 酒炒独活 桑寄生 淡苁蓉 炙鸡金（春砂仁末拌） 酒炒川断 金狗脊 怀牛膝 焦薏米 茯苓神 冬瓜子皮（煎汤代水） 禹余粮三钱（吞）

另焐腰背方：

川桂枝 川乌头 羌独活 嫩桑梗 鲜葱头

上药煎水，去渣，酌加黄酒，用毛巾浸湿绞干，乘热焐腰背。

三诊：六月初八日。

“方案”温分肉，肥腠理，司开阖，此卫气之出于下焦者也。今卫气不充，腠理失其开阖，而水之溢于皮肤者滋。故治水必温化其气，此一定成法。前方法取温润脾肾，兼温化水气，腰以下续得畅汗。惟气之虚其肺者当清其金，虚其脾者当培其中，虚其肾者当益其火，若徒以利水则远矣。惟数日来头胀、目瘘、目痛，当有风邪内郁，法当兼顾。

“处方”桑叶　杭甘菊　金狗脊　潞党参（沉香末拌）白蒺藜　桑寄生　金铃子　炙鸡金（砂仁末拌）　茯苓神　冬瓜子皮（煎汤代水）

四诊：六月十二日。

“方案”浮肿退去八九，面色皖白，亦转黄润，惟中气素虚，经汛落后，而又时或崩冲，盖气为水之源，又为血之帅，气虚既不能化水，又不能摄血。经曰：“气虚宜掣引之”其亦温化之义乎。

“处方”前方去桑叶、甘菊、金铃子，加扁豆花、月季花、焦白术、香谷芽。

一俟肿势全退后，晨服胃苓丸三钱，临睡服八珍丸三钱。

附按：本证为阴水之一；观其苔虚不立苔，为脾肾两虚可知。凡水气泛溢，壅于皮肤，脉多沉郁，今弦细涩数者，良以其人营血素虚，经来落后，而又时或崩冲，此为血少使然。犹幸本证为时尚暂，受邪较浅，故温化水气，一进而小便长利，再进而腰以下续得畅汗。推测其见效之速，或在焇熨一法，使水气之积于皮肤者，仍从汗而解之，此即内经所谓“渍形以为汗”。水肿有汗之而解者，有通利小便而解者，无非咸赖阳气温化，不潴留，则浮肿自消。故治水当以通阳为第一义。阳气温通，机轴自转，或从汗解，或利小便，自然运转自如，表里皆宜，且无“攻伐无辜”之弊。今将本案治程分述如下：

（一）本案第一诊：全从温化脾肾之阳，而不一用遂水之味者，所以全其生阳也。生阳无损，犹之粮糈充实，水势虽盛，亦有恃而无恐。助以“禹余粮丸”者，于温化之中，导水下行，疏凿其泉源而流自长，则泛溢之势可以立制，是为第一决胜之策。

（二）第二诊：舍去桂附，而偏于温润者，因其人营虚素虚，且素患鼻衄，温热之品，阳虚而血不虚者，自可放谵用之而无弊。今阳气不足，营血又虚，温阳之剂，又防动营耗血，况小便既得长利，水气不再泛溢。“肉苁蓉”温而且润，壮肾阳以温水中之火，本经谓其“强阴益精”，而方中复以牛膝为助者，所以导其下行也。如此，则温阳而兼养营血。所谓有节之师，亦取胜之一。

（三）第三诊：腰以下既得畅汗，浮肿当亦衰退，而以头胀目痛，方于扶挹脾肾而外，兼以清泄风邪为佐。盖风性善动，亦足以鼓动水气。疏散风邪，则水势益孤，此亦分剿之义。第四诊，浮肿已退去八九，而处方亦气血两调。善后，以“胃苓”实脾化水，以“八珍”平补气血，“必养必和，待其来复”，此之谓也。

（原载江苏中医 1959 年 2 月号）

宋鞠舫医案

小儿痉厥

陈孩，11岁。痉厥已经四日，前医有作食滞用承气者；有用蝎尾作惊痉者，予诊时牙关虽紧而犹未紧，舌苔白腻，脉来弦数，按腹尚软，并无绉眉叫号之象，此实表症失表，并误用攻里，致邪热内闭，角弓反张、四肢抽搐而成风温痉症，仿葛根桂枝瓜蒌加羚羊法。

羚羊角　纯钩钩　生枳实　鲜菖蒲　粉葛根　生天虫　川郁金　全瓜蒌　炙桂枝　蝉衣　杏仁　苡仁　赤苓

复诊：昨诊服药后，痉搐之势已缓。前日不到一刻钟发作一次，顷已延至一句钟发作一次，且痉搐已不及前有力；惟神志仍蒙而脉舌如前，大便未通，小溲尚有，为拟：前方去桂枝、菖蒲、羚羊角、赤苓，加炒银胡、六曲、蒿梗、人参至宝丹。

三诊：昨方服后至夜半得叫痛一声，神志渐渐清爽，抽搐亦止，舌苔亦渐化黄厚，脉来带有滑象，乃两解少阳、阳明。

银柴胡　枳实　杏仁　鲜竹茹　天虫　青蒿　制军　川郁金　川石斛　纯钩钩

四诊：进药后大便得通，热势外达而欲索食，乃与清热涤痰，理胃，数剂而安。

麻疹合并症

周孩，5 岁。痧前挟食，大便溏泄；痧瘖正届三朝，因临圊冒风，痧瘖顿隐，气促痰鸣，身热甚炽，脉滑数，舌苔黄腻而厚，亟与麻杏甘膏合消滞之品而去甘草。

炙麻黄　川郁金　焦枳实　生石膏　川石斛　山楂炭　杏仁　煨葛根　焦六曲　蝉衣　象贝　焦谷芽　焦麦芽

二诊：进药后，喘已平，大便得粪甚多，非若前之稀水。惟舌干苔焦黄，脉弦数，肺邪已转达于阳明，为拟清肌解毒。

鲜扁斛　象贝　杏仁　连翘　蝉衣　桔红　金银花　炒枳壳　焦六曲　山楂炭　焦谷麦芽

风温

徐孩，13 岁。风寒外袭，湿热内蕴，形寒发热，头痛无汗，胸脘痞闷，味淡，舌底绛，苔微黄，脉数，高热达 39.5℃，起病一朝，邪势方炽，治以解表。

防风　炒银胡　连翘　麸枳壳　川石斛　蔓荆子　生米仁　纯钩钩　橘红　黑山栀　象贝

昨进解表一则，午夜得汗，热势较杀，头痛亦平，时有呕吐，四肢痠楚。热高如昨，脉数舌绛稍退，微有黄苔而干，症属风温久延，深恐酿瘖。

银柴胡　黑山栀　杏仁　豆卷　蒿梗　枳壳　米仁　浙贝　宋半夏　连翘　橘红　秦艽　赤苓

三诊：病经一候，虽已得汗，顷又单热无汗，且外表热时而病者反觉舒畅，大便已通，足征热在表而未入里，舌苔白腻而根较黄厚，脉来仍数，仍宗解表法。

带叶苏梗　苡仁　麸枳壳　防风　豆卷　赤苓　炒香豉　竹茹　秦艽　橘红　象贝　宋半夏

按昨日病家曾延沈姓医投以泻心法，反觉呕吐脘痞不舒，病孩父知医，谓病邪未入阳明，投以苦辛胃药，有引邪入内之虞。

四诊：昨晋解表之品并佐蒸汗之法，已得畅汗。热势已杀，脉亦稍缓。舌根之厚苔全退，尖边起刺，小溲短赤而热，大便未通，当再清解。

银柴胡　秦艽　川石斛　通草　枳壳　连翘　大豆卷　杏仁　赤苓　蒿梗　黑山栀　橘红

五诊：昨进清解，汗出剂头而还，热势朝轻暮热，顷诊热度已降至38.8℃。脉象如昨，舌尖边之刺已隐，根尖微有薄苔，小溲仍短赤而热，腹部舒适，续步前法。

银柴胡　秦艽　橘红　象贝　连翘　大豆卷　杏仁　赤苓　蒿梗　黑山栀　滑石　炒谷芽

六诊：温邪蕴热，已经旬余，脉来濡数，舌苔薄白，小溲短赤而热，大便无更衣之势，仍宗邪在太阳法：

鸡苏散　秦艽　杏仁　佩兰　银柴胡　大豆卷　麸枳壳　黑山栀　连翘　苡仁　赤苓　香豉

七诊：昨进疏解之品，胸腹亦稍得汗，而热势仍未退舍。热度仍有38.8℃，脉搏80至，舌苔渐厚，据述晨视黄现见底白面罩黄苔，证势有渐趋阳明之象。然潮热旺于正午而不在日晡，又无手足汗、腹满矢气，既未至阳明之腑，更无洪大之脉、渴欲引饮之阳明经症，病尚在卫，还宜宣解。

鸡苏散　川石斛　通草　杏仁　黑山栀　橘红　赤苓　苡仁　炒香豉　佩兰梗　知母　麸枳壳　象贝　生炒谷芽

八诊：迭进宣解气机之品，卫分已畅，曾现风疹。顷诊热度脉状虽似前而早晚热度均得减低，且舌苔亦化，大便已通，惟小溲短赤，证势有瘅疟之象。

川石斛　淡黄芩　银柴胡　杏仁　滑石　黑山栀　赤苓　通草　知母　蒿梗　苡仁　麸枳壳

九诊：顷诊热度已退至37.5℃，且潮来时已觉憎寒，发热后即得汗解，足征气机已宣，邪有化疟之势。舌苔满白，脉来濡缓，治宜渗化。

苏梗　佩兰　炒淡芩　浙贝　宋半夏　桂枝拌滑石　竹茹　蒿梗　银柴胡　生苡仁　炒枳壳　新会皮　赤苓

十诊：热势已退，午夜仅有小潮影，胃气渐苏，大便干结，小便未利。舌苔已净，脉亦平静，迭进渗化，病已退舍，当小其制，以清遗邪。

炒银胡　黑山栀　赤苓　杏仁　炒淡芩　麸枳壳　瓜蒌皮　生炒谷芽　佩兰梗　炒苡仁　陈皮　象贝

十一诊：热势已全退，饮食如恒，且已进校攻读，惟夜寐多惊魇，或寤而不寐，此病后阴液未充，当节劳为药饵之辅，拟归芍六君法。

党参　白术　宋半夏　酸枣仁　杭白芍　云茯神　陈皮　归身　炙草　生炒谷芽　炒远志

按：此症药味虽平淡，而认证明确，守信坚贞，夹旬之病，得霍然而愈。若朝张暮李，即不至寒热杂投，而乱进犀羚紫雪，在所难免；神昏谵语，指日可待，虽无生命之虞，而劳神伤财，鲜不为焦头烂额矣。

伏邪夹食

戴妇，40岁。经事不调，数年来因家事情怀抑郁，春间经事陡崩旬余，继又淋漏不尽两月。夏末秋初，复患失眠一月，陡然肝厥大发，发时恒自啮其四肢，半月内四肢啮痕几遍，不便不食，舌苔黄厚，脉来弦滑。诊为肝火内炽，蕴酿痰热，拟火郁达之之法，以逍遥散加味。

醋炒柴胡　薄荷梗　生白芍　制军　淡黄芩　远志　当归　黑山栀　丹参　鲜竹茹一两　煎汤代水　另吞当归龙荟丸五分

复诊：二服后已能得寐，大便亦通，啮状较稀，发之次数亦减，脉来较缓，惟两目不能见人，头痛如劈，如仍属肝风上僭所致。羚羊角　粉丹皮　当归身　滁菊花　远志肉　赤白芍　纯钩钩　石决明　丹参

此方服数剂即渐康复。当其啮肢之际，家人断其必死，后事均备。予谓此属实症，必无生命之虞。复诊时见两目无光，心亦为惴惴；继思此决非精脱目盲之比，乃肝风上僭，总以熄肝养液为主，若误为虚症，恐其变幻当更莫测焉。

伏邪（产后）

汤妇：难产后七朝，恶露甚少，胸脘痞闷，少腹胀痛，近更伏邪内扰，形寒发热，汗出颇多。舌苔白腻，脉来濡弱，大便五日未行，已犯产后禁忌，深恐有厥逆

之虞，治宜通瘀，佐以化邪润肠。

桂枝炒白芍　茺蔚子　佩兰梗　小青皮　泽兰　生蒲黄　茯苓神　炒苡仁　焦六曲　左牡蛎

二诊：昨进通瘀润肠敛汗之法，大便已通，汗亦稍敛。惟恶露甚少，小溲短少而痛，此属难产时子宫伤而未复所致。舌中已剥，脉较有神，然恶露未行，终未能视为坦途，当再养阴化瘀为法。

酒炒归身　川郁金　绵杜仲　泽兰　酒炒川芎　茺蔚子　炙甘草　小青皮　赤、白芍　炮姜炭　桃仁泥　佩兰梗　茯苓、神　长须生谷芽

三诊：进养阴化瘀，舌苔中剥已补。惟瘀血仍少，兼之难产努力，顷诊大便未通，而汗出如沈，汗后手足又冷，仍步前法，再佐调气。

酒炒当归　炮姜炭　绵杜仲　桂枝炒白芍　川郁金　桃仁泥　化龙骨　生蒲黄　长须谷芽

四诊：胃气渐苏，诸恙亦渐退舍。惟痛作时冷如淋，皆因难产时努力肛坠所致。舌光脉弱，姑与归脾法。

北沙参　酒炒归身　绵杜仲　炮姜炭　炒冬术　炙甘草　酒炒川芎　小青皮　嫩黄芪　茯苓神　桂枝炒白芍　茺蔚子　怀山药

五诊：进归脾合生化法，诸恙均退。近因怒气伤肝，胸胁作痛。至于下部作痛，乃难产子宫受伤，再当养息复元。

北沙参　酒炒川芎　川郁金　枳壳炒冬术　茯神　酸枣仁　四制香附　炮姜炭　土炒怀山药　夜交藤　茺

蔚子　酒炒归身　桂枝　炒白芍

六诊：难产已经十八朝，因恶露不多，腹部时有刺痛。努力过甚而致脱肛，舌白底刺，偏发痏疹，是又伏邪为患焉。

北沙参　赤白芍　川郁金　白术　酒炒川芎　川楝子　焦谷芽　延胡索　茯神　酒炒归身　宋半夏　焦六曲

七诊：大便已得通畅，伏邪之疹得随汗而达，两腿麻而无力，此皆产后血气未复所致，治宜养血调经，佐以清化伏邪。

太子参　酒炒归身　赤、白芍　佩兰梗　杜仲　川续断　酒炒川芎　川郁金　白术　青皮　宋半夏　丝瓜络　炒谷芽

按是症胎前已有伏邪，因产后血虚，致潜伏而不骤发。迭进养血化瘀后，正气得旺，伏邪亦随之外达矣。若早投清凉之剂，必至邪陷瘀停，痉厥随之。病家医家，皆曰产后血虚，正不胜邪，殊不知此皆知其然而不知其所以然者有以误之也。

（原载浙江中医杂志1958年10月号）

吴八仙医案

浙江平阳灵溪公社医院　陈敬镳　录

平阳灵溪区塘下乡先辈吴月槎先生，名希舜，字文八，生于清道光丙午（公元 1846）年 10 月 29 日，卒于民国壬子（公元 1912）年 7 月 24 日。先生半农半医，治好病人甚多，因治病多神效，乡人呼为“八仙”。晚年名噪瓯东，忙于应诊，亦无暇著述。所录医案，系在采风运动中，得自先生曾孙家藏抄本和门生后代。

怔忡

山门黄左，32 岁。怔忡不寐，头中刺痛已半载，遇劳而发，安静则止。发则痴笑不休，肢体瞤动。左脉弦数，舌绛溲赤，此系木强风动，心火上燔，当柔木熄风，心火自平。

阿胶四钱　穞豆衣四钱　巴戟肉二钱　石决明一两　生地六钱　柏子仁三钱　水煎服。

邪郁少阳

瑞安林左，18 岁。去春病疟，三发自愈。入夏蒸热咯血，反复经年。今内苦烦热，外形憔悴，脉象弦数，血缕时见，口苦咽干。头晕目眩。此病关少阳，虽无寒热往来于外，却有邪热郁结于中，法当解抑，拟丹栀逍遥加茜草。

阳虚痨

桐山黄左，18岁。年当弱冠，理应生气勃勃，今反形憔神悴，脉象虚涩，舌苔前脱，愠愠欲吐，食少便溏，日昃热蒸，夜眠汗出，此两阳俱惫，治当敛健，拟五味异功加柴胡、龙骨、牡蛎。

真阳上腾

观美王左，43岁。其症上热下寒，唇焦舌绛，口苦咽干，牙宣口糜，干咳无痰，溺频不禁，阳虚畏寒，六脉细数，右尺殊弱，此乃真阳上腾，治从引纳。

西洋参二钱　川连八分　桂心三分　附片二钱　水煎

房痨

桥墩陈左，32岁。脉革，右关如虾之突，盖革主失精，突主愤怒，此心肾早亏，肝脾有克，谅必曲糵是好，色欲是耽。自言癖性嗜酒，病起于怒，其症食少遗精，舌绛有人字纹，眶黑深陷，云门气急，腰背掣痠，当从补摄，拟柴胡桂枝龙骨牡蛎汤加潼蒺藜。

气血两虚

宜山陈右，39岁。月事不调，身发寒热，咳逆声嘶，气冲胸痛。其脉寸微尺弱，微为阳虚故憎寒；弱为阴损故发热。舌尖赤糜，颐颊白横，白属金，赤属火，火烁肺金而声嘶咳逆。血之海在冲，气之海在胸，气海枯，气不输血，则月事不调；血海竭，血不涵气，则气逆胸痛，理当阴阳互溉，气血双疗，拟八珍加香附。

土虚不月

前崎陈右，28岁。久患吐酸，雷鸣腹泄，因之天癸告竭。今脉沉迟，右关为甚，沉为阴，五脏属阴，脾乃阴中之至阴；迟为寒，五脏受寒，脾必首病其寒。然脾胃相表里，脾病势必及胃。盖胃属阳明，脾属太阴，太阴行气于三阴，阳明行气于三阳。今脾胃受戕，两土俱伤，阴阳失运，冲任无禀，此乃土虚不月，理当调中，拟桂附理中加茯苓。

肾阳下衰龙火上越

渔塘林右，37岁。产后火衰，泄在拂晓，医以温药，晓泄瘳而成声嘶咽痛；投以泄火，咽痛平而晓泄更甚，清上则下寒，温下则上热，如是莫制。刻诊脉静尺虚，耳聋腰痛，此肾阳下衰，龙火上越，当从少阴治之，拟桂附地黄丸合甘桔汤。

幼女乳胀

双溪苳右，12岁。言自七岁双乳微隆，迄今五年，上则乳胀，下兼白浊，脉象弦数，舌苔淡黄，食思呆钝，形神日削，此乃冲任湿热，治当渗利。

苡米一两　石韦五钱　僵蚕四钱　水煎服七帖愈。

血枯经闭

山内李右，23岁。血枯咳嗽，盗汗潮热，唇焦颧红，脉象弦数，投秦艽鳖甲散加怀山一两，七帖后潮退咳减；惟便溏腹痛，月水阻滞，此系土虚血枯经闭，法当培脾。

茯苓四钱　白术三钱　党参五钱　血竭钱半　玄胡二钱　当归三钱　桂心五分　生蒲黄三钱　荆芥穗一钱　水煎

肝风内动

平阳汤右，39岁。睡中狂号，头晕肢痉，老苏先生以桂枝龙牡汤，遂变咽疼咳血；转三黄泄心，咽痛愈，前症仍在。六脉弦数，舌绛胃钝，想必肝风内动。

盖女人以肝为先天，肝为刚脏，治宜柔润。

驴皮胶三钱　稽豆皮一两　桑白皮五钱　水煎服。

因虚不能鼓汗

桐山祁左，21岁。恶寒微热，头身痛，谵语，舌无苔，便溏。自言得于饥途被水受风，医以麻黄汤不汗，脉举之紧，按之虚，虚为饥劳，紧为风寒，前医汗之不汗，乃因表实正虚不能鼓津载邪故也。治当助正鼓汗，仿仲圣桂枝啜粥法，仍拟麻黄汤，并嘱饱粥以助汗，果如言，汗出至足而愈。

清阳下陷

瑞安陈左，39岁。休息痢三年，医以归脾汤加地榆苦参子稍可，但午后仍频下血水，后重如负，脉象沉涩，此乃气虚清阳下陷，法当举之。拟补中益气汤加桔梗、地榆五帖而愈。

瀼泄

宁商李左，40岁。腹泄，日登圊几十次，便后不爽，服痢门药益甚，进姜桂辈发烦，转大黄泻心稍可。但便次不减，重坠如负，继以补中，变成下血；更以理中血止，惟前症仍在，肠鸣漉漉，脉缓细，舌滑白，此系阳伏于阴，治当发越，桂枝人参汤加茯苓五帖愈。

阴虚痨

腾蛟蔡左，28岁。久患痨热咳血，去冬服侧柏叶汤加竹茹血止，今鼻衄咽痛，脉左沉右滑，想必阴亏血损，痰火凌肺，法当养血清金，六味丸去山萸合甘桔加当归，然补水清金队中加一补血之品以养肝，所谓肝藏血故也。

牙宣

宜山黄左，16 岁。龈肿牙宣，干咳少痰，唇焦舌赤，一派火象，惟脉静尺虚，此命门虚火上越，法当引纳，拟白通汤加潼蒺藜十帖，外用旧箬叶烧灰擦患处。

暑痢下血

山北黄左，42 岁。因暑成痢，荏苒年余，下纯血，无急迫。左脉沉弱，右脉略革，沉主里，里为肝肾，弱主虚，虚为血虚，革主寒，寒为气寒，虚寒相搏，累及肝肾。然暑淫成痢，久痢下血，则肝肾虚寒，法当温摄，先以黄土汤加竹茹赤石脂摄之，继以理中汤加川连温之。

髓虚耳聋

矾山郑左，35 岁。久苦耳聋，俯首眩晕，脉象细数，左手甚虚，此髓海空虚，雷火上腾，当以介类潜之。

鳖鱼一只　黄芪一两　酒水各半煎成

瘀结络痛

池家垟蒋左，33 岁。络痛喀血已四年，其痛拘急，来去无常，闻声心悸，脉迟左寸沉，此络虚瘀结，治宜通络散瘀。

羊粪矢煅灰一两　发灰五钱　淡酒下

血虚经闭

观美王右，34 岁。经闭年余，今少腹痛急，烦渴不安，两颊红潮，午后发热，六脉虚涩，此系血虚经闭，当养血调经。

当归二钱　炙黄芪一两　红花三分　水煎冲红酒一杯。

二诊：烦渴少安，身热亦减，脉转有神，腹疼未减，想方已对症，药未当量，仍投前方红花加至六分。

三诊：烦渴除，午热退，颊潮淡，惟腹痛未平，涩脉未转，谅必冲源未足，月水未行故也。仍以前方红花增至一钱，服三帖。

四诊：经行痛失，惟入睡不能，四肢痠痛，悸梦频频，此心脾虚故也。拟归脾汤加柏仁、丹参五帖。

血癥

渡龙杨右，40岁。宿癥五载，腹形如墩，每经行腹痛，月水滞少，脉象沈迟，两关碍指，舌尖绛赤，五心烦热，此冲任之血不行，以致气机不运，牢结成癥，拟枝桂茯苓丸加土瓜根。

二诊：服前丸五料，腹消块缩，昨突复如前，加之烦渴不眠，此乃正虚不能胜邪故也。当攻补兼治，拟三阴煎加三棱、莪术、龟版七帖愈。

（原载浙江中医杂志1959年8月号）

何廉臣医案

张若霞 整理

浙绍已故名医何廉臣先生，早岁自习医学，深明经旨。继从樊开周临诊，始悟证候传变，疗法活泼，层出不穷。在乡行道，又多购西医书籍悉心研究。尝谓“内斟今古，外参东西，阅一年则多一年之悔悟，历一症则经一症之困难，深知医道之博大精微，学愈博愈知不足也。”处方罗罗清疏，极炉火纯青之候，摘录几案，用供同道参考。

时症

张左，二十八岁，湿温夹食，胸脘烦满，寒轻热重，二便不利，治宜苦辛通降。

栝蒌仁四钱　枳实一钱五分　净郁李仁三钱　焦山栀三钱　淡豆豉二钱　小青皮一钱　泻叶八分　陆氏润肠丸四钱　益元散四钱包煎　紫金片四分冲

张左，四十四岁，湿温化火，内热自汗，口苦而燥，溺黄赤，便不畅，治宜清化分消。

新会皮一钱五分　瓜蒌皮三钱　焦山栀三钱　知母三钱　黄芩一钱五分　青连翘三钱　青宁丸二钱　飞滑石六钱包煎　鲜淡竹叶四十片　嫩桑枝二尺

傅左，三十二岁，湿热夹食，胸腹痞满，口腻，胃钝，溺赤，治宜辛淡清化。

枳壳一钱五分　焦山栀三钱　广皮红一钱　西茵陈三钱　川厚朴一钱　广郁金三钱　小青皮一钱　飞滑石六钱包　鸡内金二张　紫金片四分冲

陈右，三十岁，湿热兼风，头胀，烦热，口淡而腻，肢懈，胃钝，溺短赤热，治宜芳淡疏解。

藿香三钱　苏薄荷一钱　冬桑叶一钱五分　佩兰叶二钱　新会皮一钱五分　生苡仁四钱　滁菊花一钱　白蔻末四分　飞滑石四钱包煎　嫩桑枝二尺

洪左，二十五岁，湿火，便艰溺赤，腹旁有块，治宜辛淡清降。

广郁金一钱五分　赤苓三钱　冬瓜子四钱　玄胡索一钱五分　蜜炙小青皮一钱　丝瓜络一钱五分　川楝子一钱五分　枳实导滞丸三钱　飞滑石四钱包煎

魏左，三十二岁，暑湿症，寒热身痛，口淡，胃钝，肢懈，溺短热，治宜苦辛和解。

藿香三钱　柴胡八分　草果仁四分　知母三钱　青蒿二钱　黄芩一钱五分　焦山栀三钱　薄荷一钱五分　小青皮一钱五分　淡豆豉三钱

韩左，十三岁，牡疟，间日发疟，寒重热轻，二便不利，治宜和解偏温。

柴胡一钱五分　淡干姜八分　姜半夏一钱五分　黄芩八分　天花粉二钱　生牡蛎四钱　桂枝八分　益元散三钱包煎　淡豆豉三钱　葱白三个

李右，二十三岁，热霍乱，吐泻腹痛，小便短热，治宜苦辛芳淡。

藿香三钱　茯苓二钱　新会皮一钱五分　泽泻二钱　香

连丸一钱　飞滑石四钱包煎　贯仲三钱　甘松六分　佩兰叶二钱　春砂壳八分

茹左，暑湿入膜络，下午热重，背生疮，右足筋挛，治以辛凉通解。

金银花三钱　青连翘三钱　白芷一钱　焦山栀三钱　青蒿二钱　紫地丁三钱　丝瓜络三钱　宽筋草三钱　嫩桑枝二尺

邵左，暑瘵，咳血咯痰，脘满胃钝，溺短赤热，治宜清金保肺。

冬桑叶三钱　甜杏仁二钱　栝蒌皮三钱　天门冬一钱五分　广郁金三钱　焦山栀三钱　紫菀三钱　白前二钱　杜兜铃一钱五分　海蛤壳八钱生打

包左，伏暑兼寒，咳嗽，寒热，胃钝，溺赤热，治宜芳淡兼疏。

杏仁三钱　广皮红一钱五分　薄荷一钱五分　栝蒌皮三钱　焦山栀三钱　淡豆豉三钱　青蒿二钱　青连翘三钱　葱白三枚　嫩桑枝二尺

祝左，伏暑夹痰，寒热头痛，胃钝，肢懈，咳嗽痰多，治宜清暑化痰。

枳壳一钱五分　焦山栀三钱　青连翘三钱　瓜蒌仁四钱　广皮红一钱五分　广郁金三钱　前胡二钱　苏子二钱　黄芩一钱五分　嫩桑枝二尺

王左，伏暑夹食，下午热盛，胸闷胃钝，溺赤热，治宜清化兼消。

枳壳一钱五分　青蒿二钱　佛手片一钱五分　鸡内金一钱五分　焦山栀三钱　青连翘三钱　黄芩一钱五分　木香槟榔

丸三钱　飞滑石四钱包煎　嫩桑枝二尺

李左，伏暑内陷，内热胸闷胃钝，夜间神昏，防厥，治宜清透。

焦山栀三钱　青连翘三钱　广郁金三钱　细木通一钱　玳瑁一钱五分　佛手柑一钱五分　栝蒌皮三钱　鸡内金一钱五分　青蒿脑二钱　益元散四钱包煎　鲜淡竹叶三十片

杂症

韩右，络瘀，腰腹齐痛，胃钝，口淡，治宜通络定痛。

制香附二钱　酒炒玄胡二钱　丝瓜络三钱　甘松八分　乌药一钱　明乳香五分　苏丹参三钱　络石藤三钱　新绛二钱　紫金片四分冲

金右，郁胀，胸闷腹胀，二便不利，胃不能食，食下即胀，治宜疏郁通降。

制香附二钱　广郁金三钱　六神曲三钱　大腹皮三钱　小青皮一钱五分　煨甘遂八分　车前子五钱　地骷髅四钱　路路通十枚　紫金片四分冲

张左，胸痹，胸闷气塞，病将一月，治宜宽胸宣痹。

栝蒌仁四钱　薤白一钱五分　枳实一钱五分　苦桔梗一钱　制香附二钱　广郁金三钱　川厚朴一钱　小青皮一钱　蔻仁末四分冲　路路通六枚

谢右，肺痨初期，咳血咯痰，气逆，胸胁及遍身筋骨皆痛，治宜清金保肺。

冬桑叶二钱　甜杏仁三钱　百合二钱　款冬花三钱　淡竹茹三钱　海蛤壳六钱　北沙参三钱　生米仁四钱　紫菀三

钱　白前二钱

马左，肺燥，咽干，咳吐粘痰，胸痞，治宜清润。

甜杏仁三钱　冬桑叶二钱　杜兜铃一钱五分　瓜蒌皮一钱五分　炙枳壳一钱五分　广郁金三钱　冬瓜子四钱　紫菀三钱　白前二钱

陶右，肝风，头晕而痛，心泛，胃钝，四肢微痉，治宜清肝熄风。

冬桑叶二钱　滁菊花二钱　明天麻一钱　钩藤三钱　辰茯神三钱　石决明六钱　焦山栀三钱　宽筋草三钱　广郁金一钱五分　桑枝二尺

王右，肝郁，呕止，胃尚痛，腰疼，治宜平肝和胃。

制香附二钱　广郁金三钱　蜜炙玄胡一钱五分　明乳香五分　甘松六分　络石藤三钱　宽筋草三钱　生姜汁二滴　甘蔗汁一瓢和匀同冲

屠右，肝郁络瘀，左小腹及左肩四肢俱痛，治宜疏肝通络。

柴胡五分　生白芍二钱　络石藤三钱　明乳香六分　小青皮八分　秦艽二钱　桂枝木八分　广橘络八分　当归一钱五分　宽筋草三钱　小茴香二分

金左，肾热遗精，睡发惊悸，精滑自遗，溺热余沥，治宜清热滋肾。

细生地四钱　淡竹叶一钱五分　海蛤壳三钱　川黄柏五分　甘草梢八分　芡实四钱　春砂壳八分　青盐陈皮一钱　生牡蛎四钱　莲子心三十支冲

刘左，筋疝，小腹睾丸上下筋窜而痛，治宜舒筋通络。

络石藤三钱　宽筋草三钱　小青皮八分　小茴香六分　炒橘核三钱　柴胡八分　广橘络一钱五分　明乳香八分　海藻二钱　昆布二钱

妇科

朱右，冲任伏热，经乱带多，来时前后无定，治宜清肝滋阴。

焦山栀三钱　牡丹皮一钱五分　生白芍三钱　白薇三钱　海蛤壳三钱　盐水炒川柏五分　春砂壳八分　柴胡五分　生草梢八分　青盐陈皮七分

谢右，肝肾阴亏，带多腰痛，经淡而少，治宜柔肝滋阴。

化龙骨三钱　煅牡蛎三钱　海蛤壳三钱　川断二钱　络石藤三钱　桑寄生三钱　当归身二钱　杭白芍五钱　细生地三钱　春砂壳八分

谢右，血虚肝热，头晕心悸，带多，腰痛，治宜养血清肝。

细生地二钱　生白芍三钱　白薇三钱　川断二钱　桑寄生三钱　络石藤三钱　生石决明六钱　明乳香五分　海蛤壳三钱　广郁金三钱

鲁右，气虚下陷，子宫下坠，时流稠水，治以补中升气。

潞党参一钱五分　生黄芪三钱　生冬术一钱五分　清炙甘草五分　当归一钱　新会皮八分　炙升麻五分　柴胡五分　棉花根一两　杜赤豆八钱煎汤代水

胡右，胞阻，经停四月，腹痛而动，脉滑属孕，治宜调气和血。

嫩苏梗一钱五分　制香附二钱　新会皮一钱五分　明乳香五分　甘松六分　原春砂一钱（杵）　广木香六分　葱白二枚

（原载中医杂志1959年2月号）

邵佐清医案

上虞县人民医院　张仲信　录

邵佐清先生为上虞名医，家学渊源，对时症颇多心得；现年七十有六，精神矍铄。今选录其部分医案，以供同道参考。

陶杏姑，女，67岁，沥泗，1958年11月24日初诊。

脱力受湿，兼受感冒，形寒身热，遍身肢节痠楚，治与疏邪宣湿通络。

荆芥一钱八分　薄荷一钱八分　碧玉散四钱七分（包煎）　晚蚕砂四钱七分（包煎）　威灵仙三钱　焦栀三钱半　连翘三钱半　栝蒌皮三钱　老紫蔻八分（冲）　灯心二分

二疹：前进疏邪宣湿通络，诸恙向安，宜靖余邪。

焦栀三钱半　连翘三钱半　炒黄芩二钱四分　焦鸡金二钱四分　炒麦芽三钱半　丝瓜络四钱　银花三钱　广皮一钱半　碧玉散四钱七分（包煎）　灯心二分

王永华，男，44岁，东关天公袜厂，1958年11月26日初诊。阴虚感冒夹湿，畏寒无汗头胀，神疲肢楚，治与疏解为先。

荆芥穗二钱　防风二钱　炒黄菊三钱　桑叶三钱　蔓荆子三钱　刺蒺藜三钱　杏仁三钱半　枳壳一钱八分　栝蒌皮三钱　焦栀三钱半　益元散四钱七分（包煎）　蚕砂四钱七分（包

煎） 灯心二分。

二诊：诸恙虽差，阴分受累，头晕神疲，兼有咳呛，治与清肃肺肝。

甘菊二钱四分　桑叶三钱　生牡蛎五钱　粉丹皮二钱四分　白蒺藜三钱　青盐陈皮一钱半　浙贝三钱半　竹沥半夏二钱四分　紫菀二钱四分　炙桑皮二钱四分　淡竹茹三钱

梁阿芬，女，30岁，厉江岸，1958年11月12日初诊。

形寒身热，胸痞脘闷，头晕肢楚，口燥不渴，自汗，病经月余，颇堪缠绵，治与宣化。

杏仁三钱半　枳壳一钱八分　青蒿二钱四分　扁豆衣三钱　广郁金三钱　老紫蔻八分（冲）　瓜蒌皮三钱　橘皮一钱半　炒黄芩二钱四分　大豆卷三钱

二诊：前进宣化，诸恙较差，余邪未尽，进清余邪。

焦栀三钱半　炒黄芩二钱四分　晚蚕砂五钱　广郁金三钱　瓜蒌皮三钱　蔻衣八分　扁豆衣三钱　炒谷麦芽六钱　泽泻三钱　枳壳一钱八分　灯心二分

三诊：诸恙均差，宜与善后。

鲜金钗三钱（先煎）　生熟谷芽六钱　银花三钱　焦栀三钱　连翘三钱　炒扁豆三钱　瓜蒌仁四钱　泽泻三钱　带壳春砂八分（后入）　灯心二分

张君林，男，18岁，东关五街，1958年11月14日初诊。

湿热夹胃气，形寒身热，胸痞脘痛，窜掣腰髀，舌红苔白而厚，治与宣湿理气。

吴萸二分拌炒川连八分　炒延胡三钱半　川楝子三钱　制香附三钱　春砂豆蔻各五分　煅牡蛎四钱七分　广郁金三钱　青蒿二钱四分　滑石四钱七分（包煎）　晚蚕砂四钱七分（包煎）　佛手片一钱半　灯心二分

二诊：宜清余邪。

金铃子三钱　炒延胡三钱　制香附三钱　上阳春砂八分（冲）　川朴花一钱二分　佛手花一钱二分　炒谷芽四钱　川郁金三钱　焦鸡金二钱四分　灯心二分

杨慕韩，男，27岁，长山4村，1957年11月30日初诊。

湿热下注膀胱，溺数而涩，便时掣痛，宜清膀胱湿火。

通浊丸三钱（吞）　生甘草梢三钱　石韦三钱半　瞿麦三钱　扁蓄三钱　猪苓三钱　车前子三钱半　滑石四钱七分（包煎）　乌药二钱四分　川萆薢三钱　木通一钱半　地力草四支

二诊：进清膀胱湿火之剂，小便热涩已减，仍仿前法损益之。

生甘草梢三钱半　石韦三钱半　猪苓三钱　通草一钱半　车前子三钱半　六一散四钱七分（包煎）　焦栀三钱半　炒黄柏二钱四分　鲜生地四钱　原麦冬二钱四分　灯心二分

三诊：前法有效，仍仿前法加减。

鲜生地四钱　龙胆草二钱四分　石韦三钱半　盐水炒知母二钱四分　盐水炒黄柏二钱四分　木通一钱半　焦栀四钱　瞿麦三钱　猪苓三钱　灯心二分

蒋云根，男，14岁，新联栋塘，1957年3月28日初诊。湿热下注，粪后便血，病名脏毒。

根生地三钱　白头翁三钱半　北秦皮二钱四分　炒黄柏二钱四分　炒川连八分　炒槐米二钱四分　苦参三钱　瓜蒌仁四钱七分　郁李净仁四钱七分　荷叶一张

二诊：粪后便血虽除，尚须铲除根源，仍与原方损益之。

根生地三钱　白头翁三钱半　北秦皮二钱四分　炒黄柏二钱四分　条芩炭三钱半　炒槐米二钱四分　苦参三钱　瓜蒌仁四钱七分　郁李净仁四钱七分　驻车丸三钱（吞）

周国良，男，25 岁，天公袜厂，1958 年 11 月 27 日初诊。

阴虚湿滞，晡热盗汗，咳呛痰稀，舌红无苔，切脉细数，先与宣化。

益元散四钱七分（包煎）　晚蚕砂四钱七分（包煎）　杏仁三钱半　大豆卷三钱　冬瓜仁四钱七分　枳壳一钱八分　炒扁豆衣三钱　竹叶三钱　焦山栀三钱半　蒿梗三钱

二诊：寒热已祛，咳呛，头晕，改用清肺化痰。

青盐陈皮一钱半　浙贝三钱半　竹沥半夏二钱四分　紫菀二钱四分　杜兜铃一钱八分　海蛤壳四钱七分　炙桑皮二钱四分　桑叶三钱　黄菊二钱四分　淡竹茹一钱半

三诊：与润肺化痰。

南沙参二钱四分　浙贝三钱半　青盐陈皮一钱半　竹沥半夏二钱四分　炙紫菀二钱四分　白蛤壳四钱七分　苏子霜二钱四分　炒黄芩二钱四分　甘菊二钱四分　生牡蛎五钱　淡竹茹一钱半

四诊：与润肺宁嗽。

米炒北沙参三钱　原麦冬三钱　野百合三钱　浙贝

三钱半　生款冬三钱　竹沥半夏二钱四分　青盐陈皮一钱半　海石三钱　白蛤壳四钱七分　炙桑皮二钱四分　生牡蛎五钱　枇杷膏一匙（冲）

五诊：咳嗽渐止，与善后法。

米炒北沙参三钱　生款冬三钱　原麦冬三钱　野百合三钱　地骨皮三钱　浙贝三钱半　竹沥半夏二钱四分　黛蛤散六钱　粉丹皮二钱四分　炒香生玉竹一钱半　木蝴蝶八分　枇杷膏一匙（冲）

姜华山，男，59 岁，哨唫，1958 年 10 月 30 日初诊。

平素体弱，年近花甲，津亏液涸，下焦失固，冲气上逆，痰涎气滞，喘促不宁，迩有畏寒便难，溲涩，法当标本兼治。

蜜炙麻黄八分　炒葶苈子二钱　五味子十四粒　萸肉二钱四分　怀山药三钱　白茯苓三钱　砂仁八分　拌捣熟地三钱　川石斛三钱　活磁石四钱　瓜蒌仁四钱七分　都气丸三钱（吞）　枇杷叶三钱（刷尽毛）

二诊：前法有效，仍仿前法。

旋覆花三钱半（包煎）　炙麻黄一钱　炙苏子二钱四分　炙葶苈子二钱四分　炒熟地三钱　萸肉二钱四分　五味子十四粒　都气丸三钱（吞）　活磁石四钱　益智仁三钱　郁李净仁四钱七分　枇杷膏一匙（冲）

沈月田，男，35 岁，拗花山，1958 年 10 月 2 日初诊。

湿蕴不化，面目胸腹肿满，便溏尿数，舌嫩白，治与理脾宣湿化肿。

大腹皮四钱　冬瓜皮四钱　茯苓皮四钱　青陈皮各一钱半　商陆二钱四分　川朴一钱半　槟榔二钱四分　黑白丑三钱　车前子三钱　滑石四钱七分（包煎）　刘寄奴三钱　地枯髅一两(煎汁代水)

二诊：案载前方，兹不重述，仍步原章出入。

大腹皮四钱　冬瓜皮四钱　茯苓皮四钱　炒小青皮一钱八分　商陆二钱四分　黑白丑三钱　槟榔二钱　枳实二钱四分　芫花二钱　大戟二钱　制军二钱四分　灯心二分

三诊：肿满浮胀已差，惟脘腹尚感胀滞，行步串掣腰髀。

全瓜蒌七钱　大腹皮三钱半　老紫蔻八分（冲）　枳实二钱四分　槟榔二钱四分　炒小青皮一钱八分　滑石四钱（包煎）　晚蚕砂四钱七分（包煎）　焦鸡金三钱　六月霜三钱　灯心二分

何阿毛，女，62 岁，官湖沿，1958 年 11 月 4 日初诊。

因惊起病，神不守舍，有时昏迷，舌红苔嫩边曲，治与息肝宁神：

龙齿二钱四分　左牡蛎五钱　炒白芍二钱四分　夜交藤三钱　辰茯神三钱　远志一钱八分　炒枣仁二钱四分　粉丹皮二钱四分　合欢皮三钱

二诊：仿前法。

白金丸三钱（吞）　辰茯神三钱　石菖蒲一钱半　远志一钱八分　炒枣仁二钱四分　炒白芍二钱四分　合欢皮三钱　丝瓜络四钱七分　秦艽二钱四分　龙胆草二钱　左牡蛎五钱　灯心二分

三诊：诸恙较差，犹未尽净，兼有肢楚，仿前法佐以通络：

白金丸三钱（吞） 辰茯神三钱 石菖蒲一钱半 远志一钱八分 宽筋草三钱 络石藤三钱半 防己三钱 杜赤豆四钱 左牡蛎五钱 龙胆草二钱 益元散四钱七分（包煎） 灯心二分

陈王氏，女，78岁，哨唸，1957年12月28日初诊。

足趾与股灼热，足踝由冷转热，虽属隆冬严寒，必将两足露被而睡，心阳震荡，胃纳正常，病系火不归元。

生熟地各二钱 紫瑶桂一钱（饭糊为丸） 远志筒一钱八分 生白芍一钱四分 茯神三钱 归身二钱 炒枣仁二钱四分 灯心二分

二诊：前法有效，仍仿前法加减。

生熟地各二钱 紫瑶桂一钱二分（饭糊为丸） 制香附三钱 生白芍二钱四分 茯神三钱 炒枣仁二钱四分 生牡蛎五钱 归身二钱 灯心二分

（原载浙江中医杂志1959年7月号）

欣哲夫医案

高邮县临泽卫生所中医　闵履平　整理

欣哲夫老先生，为高邮湖西名医，家传七世，凡有疑难杂症，多来就诊，对时症方面有独得之处。先生处方，用药总在七八位，故人称为欣八位先生，于1943年去世，年八十有八。

眉棱骨痛

招风山，男，30岁，住宝应唐家港。

左偏眉棱骨痛，睛胀脑昏，畏恶风寒，布裹紧扎稍缓。述十二年前，因郁勃而起，每发必脘胀气逆，干噁吐涎随至。夫嗔怒则肝气不顺，气郁痰生，风木贯胃，上触清空，晕痛气逆，不能支持，必安闲静卧，患乃渐平。沉疴痼疾，无速效之方，大凡风从天气而来，系属外因，清散则效，此风从内起，是情志偏造之变动，徒恃草木微功，获效鲜矣。

法半夏二钱　明天麻二钱　制南星二钱　钩藤四钱　白茯苓三钱　冬桑叶三钱　青果三钱　生贝齿五钱

水饮

沈学友妻，40岁，住横桥。

居恒喜呕，胃寒本色，四日前身热自汗，而恶寒特甚，咳引背胁掣痛，喉内水鸡声，乃太阳寒水射肺，外合皮毛，故见肺病独多，治属饮家，议小青龙法。

桂枝木一钱二分　杭白芍一钱　细辛叶四分　淡干姜一钱　五味子十粒　粉甘草一钱　法半夏二钱　鲜薤白四钱洗朴

胸痛

赵五，男，26岁，住炳辉龙岗河南。

左偏胸痛，侧卧不能，前曾气机阻塞，吐血两碗反快。夫用力过度则络分伤，气血凝蓄不散，药取辛温流动乃效。医以洋参阿胶之补腻，犀角兜贝之沉寒，壅塞隧道，致络病永无愈期矣。

旋覆花三钱（布包）　乌郁金三钱　炒桃仁三钱　延胡索二钱　金柑皮三钱　上朱竭五分　新绛灰四分　薤白三钱　青葱管五寸

气虚作胀

张金龙，男，45岁，住太平集。

饥饱失调，中气久衰，悲离郁勃，冲气自动，逆上则咽关阻塞，降下则脘聚成形，嗳气泄气，其病若失。阅方以旋覆赭石镇逆，木香厚朴下气，不但毫无一效，体虚更觉难支。则知阳明阳土，刚药决不相安，夫胃虚固当补，而气散则宜收，酸甘两济其阴，阳土受益，则砥柱中流矣。

乌梅肉三钱　潞党参三钱　佛手片三钱　钗石斛三钱　金柑皮二钱　醋煮法半夏三钱　木瓜种三钱

热痿

吴树声妻，42岁，住宝应银集。

诸疮痛痒，皆属心火，手臂痛楚，此经热则痹也。误用风燥重剂，反软弱不能持物，是络热则痿也。舌红口粘，心悬悸晕，合目惊惕，随时大汗而醒，脘痞嘈杂，肌肤间有热蒸之处。月前曾上呕酸下便血，痰气混乱，卒然昏厥。综合病情，详加讨论，则知心阴虚者热自炽，肝阳旺者风乃旋，阴液为之走泄，中土受其戕残，清之平之不暇，尚敢以归脾参，燕，为常品，反与痰热树帜，有是理乎。议清络热以宁风，欽阴液而和阳，静养毋哗，一月间可望平复。

左牡蛎四钱　杭白芍三钱　川贝母三钱　小川连六分　小山栀三钱　耳环石斛三钱　酸枣仁二钱　桑叶二钱　浮小麦三钱

下损症

叶恺修，男，38岁，住炳辉县大通镇。

肌销肉削，申热颧红，兼见咽痛侧眠，乃下损之症也。阳道久痿，肾精先乏，囊疡久未收口，气血再伤。延及中上，咳血减食，或寒热汗泄，究右腿正面而论，亦胃脉所经，痛麻至不能屈伸，阳明气馁，不能束筋骨而利机关矣。昔越人谓上下交损，须从中治，王氏谓血症既久，每以胃药收功，是以参芪益气，归芍养营，咽痛少减，胃醒思纳。中土受益，毋事更张，不必见病治病，以清嗽止血为是，盖土旺而金生，金旺则水自裕，求本之治，大略如此。立夏在迩，火令司权，果能不生枝节，庶几可以图倖。

潞党参三钱　当归全三钱　杭白芍三钱　泽兰叶三钱　白扁豆二钱　蜜炙黄芪皮三钱　藕节炭四个　浮小麦三钱

湿热

许尚武，男，27岁，住炳辉议涧。

初诊：胃家久有寒湿，值呕吐举发之后，调护失宜，客感再侵，未经汗泄表热遂陷于里，湿与热合，粘腻中脘，遂痞满不通，吐水嘈杂，小溲短赤，夜烦不寝，此皆湿热熏蒸，致气分痹阻，历考往哲治法，多主辛温并用，以辛则通，以苦则降，合乎经旨湿淫于内，治以苦温，佐以淡渗之训矣。

苦杏仁三钱　川厚朴一钱二分　小川连五分　飞滑石三钱　麸炒枳壳一钱五分　川通草一钱　薄橘皮一钱五分　金橘叶十片

二诊：病去未几复作，谓之食复，前议苦辛泄降，浊水未泛，脘次究欠爽适，身热形烦，小便短少，是湿热合有形，混处中州，而气分痹阻，所以取乎清利之剂矣。

瓜蒌仁三钱　小雅连四分　小枳实一钱（磨汁和）　飞滑石三钱　白方通一钱　川厚朴一钱二分　车前草二棵　金橘叶十片

三诊：汗出遍体，脘次开爽，舌昨白今黄。湿已尽化。自述寒热如疟，暮夜尚少安宁，左额时痛，呛咳体痹，此热迫少阳，木火升腾，扰动络分。即议温胆汤，清宣走泄，自可日趋佳境。

大贝母三钱　粉丹皮三钱　山栀皮三钱　木防己三钱　麸炒枳壳一钱五分　橘皮络一钱五分　冬桑叶二钱　竹茹二钱　车前草二棵

四诊：昨议清泄少阳，木火已平，今小有寒热，得汗即解，脘痞嗳气，胸右似有物阻，仍是浊热未清，致碍肺胃流行，再拟苦辛宣泄，以冀廓清余邪。

栝蒌皮二钱　大贝母三钱　黄郁金三钱　麸炒只壳一钱五分　薄橘皮一钱五分　佩兰叶三钱　车前草二棵

噎膈

李汇德，男，58岁，住炳辉铜城镇。

卒遭横逆，势难忍受，气火交迫，肝胃同升，食饮至咽，气忽阻塞，呃逆数声乃缓，医用旋覆赭石未应。述食软无碍，脘口狭窄，是噎膈难治之症。舌浊，间吐酸水，阳结不自转旋，治在肝胃，不可用刚燥行气，高年虑其液涸便难耳。

川黄连八分（吴萸水炒）　枳实汁一钱（磨汁）　法半夏二钱　川楝子三钱　白茯苓三钱　淡干姜一钱　韭汁一勺　姜汁一匙

脘胁痛

闵××，男，36岁，住横桥。

两胁中脘更迭作痛，小有寒热汗泄，往来无间，咽痛肠鸣，大便或结或溏，由冬入夏，治不中窾，形气愈衰，盖不识肝胆木火闪烁，侵扰肺胃之旨，是以愈治愈穹矣。

川楝子三枚　延胡索一钱五分　平左金一钱　元射干一钱五分　杭白芍三钱　粉丹皮三钱　西藏果三钱　金橘叶一钱

吐血

范××，男，24岁，住太平集。

十年血患，迭次咯出不少，手足心灼热，阴虚已见一斑，近来食减便溏，脾气大困，上损过中，无见血投凉之理，血脱益气，有明训也。

潞党参三钱（以秋石化水拌炒） 怀山药三钱 冬于术三钱 白云苓三钱 粉甘草一钱 红茶花一钱 藕节炭四个 莲花须三钱

二诊：热减谷增，并无咳血现症，但腹部时痛，大便不实，拟建中法。

杭白芍三钱 桂心木一钱二分 粉甘草六分 潞党参三钱（秋石化水拌炒） 甜冬术三钱 怀山药二钱 煨生姜三片 小枣三枚

羊痫

张××，男，22岁，住宝应银集镇。

羊痫已见六载，述欲发前，目光先见红绿，飞蝇纷扰，遂昏不知人，嚼口吐血沫。少顷乃定，年来发期日促，常有耳鸣，口苦，便燥等症，显然心肝痰热交炽，变化内风之旨，非苦寒直折断难愈其沉疴之疾也。

北秦皮三钱 连轺心三钱 洋芦荟（炖化和服）五分 粉丹皮三钱 川黄连六分 白金丸三钱 竹二青三钱 灯心五分

另丸方：郁金一两 白矾一两 广黄一两 滴乳香四钱 洋芦荟四钱 滴酒炖化为丸，朱砂为衣，每日服一钱，以薄荷汤下。

久痢

浦广和妻，38岁，住横桥。

初诊：痢经三年不愈，腹痛后重，曲肠必有蕴蓄之邪，当以通因通用为法。误投升提兜涩，大便反不通利，邪无出路，势必逆而上乘，致脘膈痞满，常喜温熨，呕吐不纳，夜躁不眠，颧红苔黑，脉息无神。一派浊阴充斥，格阳欲亡，据证察脉，勿以泛泛目之。

炮姜炭三钱　法半夏三钱　广藿梗二钱　白蔻仁五分（后下）　上肉挂八分　薄橘皮一钱五　金橘叶十片

二诊：痢久成为休息，红白杂下，日夜约二十余行，投升提而骤止，脘膈反不爽利。舌苔晦黑，呕吐不纳，皆肠腑秽浊上攻，中上之阳痹阻。前进辛热重剂，已得安眠呕止，泄气频频，浊有下趋之势矣。且脘痛如锥，肠痛似绞，黏腻之邪留着，阻碍气分流行，再拟宣通腐化，望其垢行得谷为幸。

煨木香一钱五　乌药炭三钱　炒陈酒曲三钱　上肉桂一钱　缩砂仁七分（后下）　金橘叶十片　薄橘皮一钱五　炒焦败荷叶三钱

三诊：诸症向安，独胸膈痛，不耐左卧，此浊气在上，升降之机尚阻，再进通阳镇逆方。

鲜薤白四钱（洗朴）　瓜蒌仁三钱　旋覆花三钱（布包）　代赭石三钱　麸炒枳壳一钱五　橘皮络一钱五　金橘叶十片　丝瓜络寸许二段

四诊：知饥能纳，胃口已醒，独腹内常痛温按则减，时下白冻，肛坠不已，是夙病之常态，专以温脾主治。

炮姜炭三钱　广木香一钱五　上肉桂一钱　煨白芍三钱　粉甘草一钱　台乌药三钱　西河柳三钱　煨姜三片

（原载中医杂志1958年9月号）

姜春华医案

呃逆

王××，男，31岁。

初诊：呃逆连连，已达八日之久，便秘亦已数日，上次排便干结，致肛痛出血甚多，脐左侧如拳攻起，胃脘亦痛。

旋覆花三钱　代赭石三钱　公丁香一钱　大黄二钱　芒硝三钱　川朴三钱　柿蒂五只

复诊：服药一帖，呃逆即停，今日胃痛减，排便三四次，稍里急。

川朴三钱　川连一钱　广木香一钱　陈皮二钱　黄芩二钱（二帖停诊）

呕吐

童××，女，35岁。

初诊：候诊时呕吐不止，披发捶胸，面赤，舌厚腻，白中带黄，诉胸中难过如火焚，有气上冲。

柴胡三钱　竹沥一两　茯苓三钱　珍珠母一两　青皮二钱　川连八分　苏子三钱　白芍三钱　钩藤三钱　瓜蒌皮三钱　桂枝一钱

复诊：服药一剂，所患全失。昨，判若两人，舌尚腻白，胸间气闷。

柴胡三钱　白芍三钱　苏子三钱　桂枝二钱　广郁金三

钱　陈皮二钱　茯苓三钱　瓜蒌皮三钱　香附二钱　（三帖后病不再作停诊）

按：此症经西医诊断，印象为歇斯的里症。

呕抖

吴××，男，34岁。

初诊：二周来全身怕冷，冷后发麻，晚间口干嗜饮，口唇颤动不停，闭目目亦颤动不歇，舌白唇红，面色正常，不思食，脉细弱，心悸，夜寐易寤，冷汗淋漓，疲困需人扶持。

天麻三钱　龙齿三钱　龙骨一钱　珍珠母一两　朱茯神三钱　石决明一两（二帖）

二诊：冷汗止，目倦不易抬，尚颤动，口干唇红，心悸易怒。

天麻三钱　菊花三钱　龙齿三钱　茯神三钱　决明子三钱　望江南五钱　丹皮二钱　生地三钱（五帖）

三诊：诸证均减，胃纳欠佳，睡眠易醒。

天麻三钱　菊花三钱　龙齿三钱　朱茯神三钱　石决明五钱　合欢皮三钱　夜交藤三钱　望江南三钱　生地三钱　菖蒲二钱　川连三分　蔻仁五分（五帖）

四诊：颤动痊愈，但无力，胃纳差，睡眠差。

茯神三钱　枣仁三钱　合欢皮三钱　龙齿三钱　珍珠母一两　夜交藤三钱　白术三钱　蔻仁五分　菖蒲三钱　川连三分　川斛三钱　麦冬三钱　望江南五钱（七帖）

五诊：能睡眠，食欲佳，腿痠无力，肝火尚旺。

茯神三钱　枣仁三钱　白芍三钱　决明子五钱　甘菊三钱　桑叶三钱　珍珠母一两　菖蒲三钱　蔻仁五分　（五帖

后恢复工作）

颤抖（亚急性脑炎）

王××，女。

初诊：患者沉默，偶或呆笑，所答非所问，口唇及四肢颤抖不休，有低热，据护者说：前夜自言自语，下床走至别人床上，吵闹整晚。

当归三钱　白芍三钱　远志一钱　钩藤五钱　磁石三钱　丹皮三钱　朱茯神三钱　龙胆草二钱　龙齿三钱　天麻三钱　僵蚕三钱　（二十四帖）

按：西医随访，言语仍稀，颤动轻微，记忆稍减退，颅神经阴性，四肢运动，稍不灵活，肌张力稍增强，腱反射增高。

二诊：原方加玉竹三钱　银花三钱　（十帖）

按：西医随访，精神状态完全正常，言语清楚，腱反射仍有增高，上肢肌张力仍有轻度增加，并有轻度颤抖。

三诊：记忆稍差，言语稍不清，一般情况佳良。

龙齿四钱　朱茯神三钱　龙胆二钱　珍珠母一两　天麻三钱　全蝎三只　枣仁三钱　白芍三钱　玉竹三钱　钩藤五钱　天竺黄二钱　当归三钱　银花三钱（十帖）

四诊：睡眠欠佳，四肢感觉乏力。

珍珠母一两　朱茯神三钱　移山参一钱　龙齿三钱　生地五钱　金蝎五只　枣仁三钱　钩藤三钱　山药三钱　天竺黄一钱　合欢皮三钱（十帖后完全复原）

按：此症经西医诊断为亚急性脑炎。

盗汗

祝××，男，58岁。

初诊　十多年来每夜盗汗，身体强壮，面赤唇绛，脉数，相火易动，阳常举。

当归三钱　熟地一两　生地五钱　黄柏三钱　黄芩三钱　黄连五分　元参三钱（七帖）

二诊：前方服一剂盗汗即止，有咳嗽，痰多。

前方加　黄芪三钱　元参三钱（七帖）

三诊：阅读流泪，面仍红，因过度疲劳，有盗汗一次。

当归三钱　熟地一两　生地五钱　白芍三钱　黄柏三钱　黄芩三钱　黄芪三钱　黄连五分　牡蛎五钱　望江南三钱（七帖后汗止停诊）

按：此症西医诊断印象为神经官能症，植物神经紊乱，曾用丙酸睾丸酮，对盗汗初期有好转，后又如前。

（原载中医杂志1959年4月号）

郑毓琳医案

郑魁山　王德深　整理

一、腰腿痛三例

［例1］仲×，男，39岁，住德外公德林13号。1957年12月11日初诊。

14年前在战争期间，掉到冷水中一次，其后左腿便开始疼痛，当时经打针吃药而缓解。1956年5月左腿疼痛复发，先是从胯部（当环跳穴附近）出现疼痛，继而向下内侧放散，直达膝上部内侧，呈针刺样疼痛，当年经针灸治疗而疼痛消失。1957年12月7日，无任何诱因，左下肢疼痛又复发作。此次是先由膝部开始疼痛，继而向上放散至大腿内侧及腰骶部，翻身、蹲坐、起立皆感困难。经西医诊断为“腰骶神经根炎”。

诊察：形盛气壮，面色润泽，左下肢行路困难，血压146/100毫米汞柱，其他无异常所见。认系风寒流注足太阳膀胱经，气血滞结而不通。拟以驱除风寒、疏通经络之法治之。

取穴：肾俞（双）、关元俞（左）、膀胱俞（左）、中膂俞（左）、胞肓（左）（以足太阳膀胱经为主），针过一次，即可以由床上立刻下地行走。12月12日复诊取穴：大肠俞（左）、次髎（左）、中髎（左）、白环俞

（左）、秩边（左），上列两日的取穴，轮换使用，用“烧山火”手法①。治疗到12月19日（第八次时），血压降到120/70毫米汞柱，左腿疼痛症状基本消失。只晚上还感有些疼痛。认系上下、气血、不能通达交合所致，于是取：次髎（左）、中髎（左）、膀胱俞（左），加同侧承筋、委中二穴，以使其上下气血通达交合。下次来时告知夜里已不感疼痛。针至21次时，疼痛症状消失，翻身、蹲坐、起立等活动时已无不舒适感觉，至此已告痊愈。为了巩固疗效，又用补法针双侧肝俞、肾俞、中髎等穴三次。

［例2］马××，男，25岁，河北省人，政务院干部。1953年12月21日初诊。

由1953年6月开始臀部肌肉痛，尾骨及坐骨部发木、左腿发麻、走路似踏棉花之状，当时即在第四门诊部诊断为“坐骨神经痛”。现在主要症状为腰骶部疼痛，不能前后弯腰，不能低头和扭身，走路亦感困难。

诊察：两尺脉沉迟；肾俞、关元俞、上髎等处有压痛，尤以左侧更为明显。认系风寒流注足太阳膀胱经，气血滞结而不通所致，拟以驱除风寒、活血止痛之法治之。

取穴：肝俞（双）、脊中、上髎（双）、秩边（左）。上列穴位，用烧山火手法，使腰、背部热、出微汗。针至三次，腰、背痛减轻，身体亦感灵活，唯左腿之麻木未减，蹲坐仍感困难。再以补肾固本和疏筋活络之法

① “烧山火”手法的操作，请参考现代针灸资料选集。

治之。

取穴肾俞（双）、关元俞（双）、环跳（左）。肾俞、关元俞等穴、仍用烧山火手法，使腰和腹部发热；针环跳穴时找到或痠或麻或胀热或触电感觉并达至足部后，留针 10～20 分钟。又针至七次，上列症状基本消失。为了巩固疗效，又轮换使用上列两个取穴，共针 27 次，即恢复工作。经最近联系情况良好，未再复发。

［例 3］蒋××，女，22 岁，住西四太平仓 4 号，1957 年 10 月 7 日初诊。

自诉由 1954 年至 1956 年居住房屋过度潮湿。1956 年去内蒙工作时在冷风中吹了一整天，不久，腰部则有些微痛，过了半月，腰痛、胯痛益趋严重，先呈针刺样疼痛，继而转为抽痛（夜里痛甚），并牵及足趾，弯不下腰，蹲不下，起立，行动和卧床翻身皆感困难。经×医院诊断为“坐骨神经痛”。

诊察：身体比较虚弱，面色尚润泽，行路艰难，腰骶部未发现畸形，左臀部当环跳穴处、腓肠肌、外踝后昆仑穴处，有比较明显的压痛，膝关节伸直、下肢上举至 30 度有轻微疼痛，上举至 60°，患肢则呈牵引性疼痛。认系肾虚又兼风寒流注于足太阳膀胱经和足少阳胆经，气血滞结而不通所致，先以温补腰肾、疏经活络之法治之。

取穴：①肾俞（双）、上髎（双）、中髎（双）、秩边（双）；②关元俞（双）、次髎（双）、胞肓（双）；上列两个取穴，每天针一次，轮换使用，用“烧山火”手法（不留针），使腰骶部发热。针至 5 次时症状大减，针治18次时，腰腿痛基本消失，起立、蹲、坐、翻身亦不感多大困难。因工作需要，即恢复了工作。

11月14日复诊，主要症状是夜里腰腿痛，翻身、蹲、坐又感困难。又按以前穴位针治10次，虽疼痛大减，但每天夜里仍有微痛和痠胀的感觉。再以驱除风寒疏通经络之法治之。

取穴：①膀胱俞（左）、胞肓（左）、次髎（左），承山（左）；②关元俞（左）、中膂俞（左）、环跳（左）、下髎（左）；按这两个取穴，又继续针治45次，病情始告痊愈。这一患者虽病情比较严重，但他能坚持治疗，终于取得了满意的效果。

按：针灸治疗腰腿痛，是采取按经取穴、疏通经络、整体与对症相结合和辨证施治的治疗原则。如正气虚（身体虚弱），则先取本经穴温补腰肾以固本；邪气盛（疼痛剧烈），则先取本经穴驱邪以镇痛。

二、痛　　痹

程××，男，37岁，第一机械工业部船舶局干部，1957年11月18日初诊。

由1952年两脚掌发凉疼痛。疼痛与走路关系不大，走路和休息均感疼痛，且休息后尚感足底部疲乏，但用热水浸泡或走小石子道路时则略感疼痛减轻，故每日晚间常用热水浸泡两足。此外，在工作特别紧张之际（如听报告或作报告时）也常不觉疼痛。当年曾在大连×医院诊断为“神经性疼痛”。1954年两膝关节疼痛，每遇天凉或气候改变，皆感疼痛加剧，遇热则感有些减轻，但两脚掌疼痛仍无改变，即来北京，经市立第二、第三医院诊断为“风湿性关节炎”。

诊察：两膝部外形正常，无红、肿、胀、热等异常改变，但梁丘，血海穴等处扪之略感疼痛；两足部外形亦无异常改变，足底与常人同，非扁平足型，扪之不痛，且反略感舒适，其他无异常所见。认系肾气不足，痹结于膝。拟以驱除风寒利湿活血止痛之法治之。

取穴：梁丘、犊鼻、足三里，（以足阳明胃经穴为主），配穴：阳陵泉、血海。上列穴位用“烧山火”手法使痠、胀、热等感觉，达到膝关节内和足部，留针20～30分钟。

针至11月30日针达11次时，膝关节痛和足底凉痛基本消失（每晚即不用热水浸泡）。停诊休息一周，12月9日复诊，因遇到天气变化或劳累则又感膝部微痛和腰部痠痛。又按上列主穴，加配肾俞（双），关元俞（双），胞肓（双），用“烧山火”手法，使腰部有温热感觉，以健壮腰肾，至1958年2月11日，共针36次即愈。

三、单　乳　蛾

钟××，男，42岁，住中共中央组织部招待所，1957年12月14日初诊。

主要症状：嗓子痛，咽东西困难，全身微现发热恶寒。

诊察：身体稍虚弱，面色尚润泽，左侧扁桃体显著肿大、红赤、并有多数散在之白点；化验检查：白血球总数 10500，西医诊断为急性扁桃体炎。

认系肺经积热，受风凝结而成，拟以泻热生津之法治之。

取穴和手法：少商（左）、速刺出血，合谷（右），用提插泻法（即慢慢将针插入，找到麻，胀感觉，急提慢插二至四次），使麻或胀的感觉到手指。翳风（左），用提插泻法（手法同合谷），使麻或胀的感觉至颊部或口腔内（上列穴位不留针）。针后 20 分钟，患者即感疼痛有所减轻。

12 月 15 日复诊，自述嗓子疼痛减轻很多，咽东西已不感疼痛，左侧扁桃体已大大缩小，其上面之白点已全部消失。取穴手法同前。

12 月 16 日来时，告已痊愈，经检查，原肿大之扁桃体已恢复正常，白血球总数降至 7150。因已痊愈，即停止了治疗。

（原载中医杂志 1959 年 7 月号）

郁焕其医案

黄兆祥　整理

郁焕其老先生为海门县著名世医，精内外科，辨症论治，积有四十余年之经验。病例甚多，兹选四则，以供同道参考。

水鼓挟外感

陆同志，男性，52岁，开始足跗浮肿，继则腹亦大，最后面浮气喘咳逆，鼻流清涕，恶寒无汗，怕胀少食，舌白不渴，脉浮而迟，大便自可，小便黄浊，点滴而下。根据以上症状，脾湿先伏于内，湿性下行，故足先肿，此时未曾服用温脾汤之温下，乃氤氲化水而腹大。顷者，外感又复侵袭，寒与水合，水乃上奔高源，肺痹气阻而面亦肿矣。治拟解表，先驱外邪，亦即先解其表后攻其里之法也。处方用麻黄一钱，桂枝三钱，杏仁三钱，椒目一钱半，细辛八分，广皮三钱，冬瓜子皮四钱，茯苓皮四钱，苍耳草四钱，嘱其一服后汗出止后服。越五日又往，面肿已退，咳喘与恶寒亦消失，惟大腹便便，治拟五苓散加味。用焦白术一钱半，泽泻二钱，猪茯苓四钱，广皮三钱，肉桂八分，腹皮三钱，苦杏仁三钱，另鼓胀宽中丸①

---

①　鼓胀宽中丸：芫花　大戟　甘遂　商陆　蓬术　生军　元明粉　巴豆霜各一两共研末醋糊丸如绿豆大，每服一钱，五更时白汤下。

一包药汤送下。第三次复诊时，据云：服药后大泻三四次，水如崩下，知饥能纳，纳亦能运，其腹虽大按之棉软，小便亦较长，乃用大温中丸①六两，每日二钱分二次白汤下。第四次复诊，仅存足肿而已，处方用苍白术一钱，茯苓皮四钱，木瓜一钱，广皮三钱，生苡仁四钱，独活一钱半，泽泻四钱，车前子四钱，肉桂八分。嘱其服十剂，忌盐百日。

大肠痈

袁同志，男性，41岁，向患寒积痛，或二月一发，或五个月一发，发则腹中板痛，或轻或重，旋发旋愈，已垂十余年之久。1950年夏剧发，腹坚满，不大便，余用大陷胸汤治愈。1951年冬又发，诊其脉右尺有力，寻之数急，即问其右足是否不能伸直？答云：起病就右足不能伸。检查其少腹胀急拒按，皮热如烙，余断为大腹痈脓已成，当急下之，以大黄牡丹皮汤为主，用生军片一两，败酱草一两，银花甘草各二钱，丹皮三钱，赤芍药一钱半，元明粉六钱（分二次冲入）。服药后泻脓数升，脉数较缓，少腹隐约有痛，余毒未尽也。处方用生军四钱，银花四钱，败酱草四钱，生甘草一钱，花粉四钱，赤芍一钱半，连翘四钱，蒲公英四钱，白茅根一把煎汤代水。第三次复诊，大便不爽，拟以润燥，方用

① 大温中丸：制香附　醋制针砂各一斤　青皮六两　川朴　苍术　白芍各五两　白术　广皮　苓皮各三两　粉草　苦参各二两　山楂五钱共研糊丸绿豆大，每服一钱，日二次食后白汤下。

天麦冬四钱，大麻仁四钱，郁李仁四钱，鲜生地四钱，生甘草一钱，花粉四钱，银花四钱，鱼腥草①四钱，焦山栀二钱，生川军三钱，照方服五剂竟愈。

疟疾

陈同志女性，36 岁，体素弱，猝患疟疾。其夫谓予曰：开始服奎宁丸果止，越半月又发，又服不止，每三日一发，今天第九次，越发越重。诊其脉三部均沉伏，舌苔白腻，四肢厥逆，问其如何痛苦，因正在寒战之时，呼吸气促，不能作声，但大喊救救而已。余以正气极虚，认为难治，勉用野山参片三钱，午时茶一块，葱白四支，以冀万一。越二日复诊，肢温能食，脉细而缓，舌虽白而腻，拟以扶正化湿，处方用西党参四钱，淡附片一钱，苍白术一钱半，苦杏仁三钱，建曲三钱，豆卷三钱，大腹皮三钱。第三次复诊，运化迟钝，大便不畅，方用苍白术一钱半，广皮三钱，建神曲三钱。后继续用扶元和中之品，诊治两次而瘥。

历节风痛

袁同志，女性，39 岁，患历节风痛垂经八九月之久。余诊其脉沉而滑，舌黄腻，脘闷欲呕，骨节痠痛，伸缩不利。此痰湿沉伏于中，中满膜塞，宗筋失舒，如是安能束骨而利关节乎？治拟涤痰化湿，扫浊下行，清理中焦，处方用青礞石四钱，生川军四钱，川黄连八分，川朴一钱，云茯苓四钱，沉香曲三钱，老苏梗四

---

① 鱼腥草原载本草从新卷十一，古名蕺，辛微寒有小毒，主泻热解毒。

钱，冬瓜子一钱，橘红络二钱，制胆星一钱半。二诊：纳谷安适，骨痛较缓，夜亦稍能酣眠矣。方用姜夏一钱半，广皮二钱，川连八分，川朴八分，建曲三钱，生军三钱，路路通二钱，白茯苓四钱，丝瓜络一钱。三诊：骨痛未尽除，接予橘红络二钱，白茯苓四钱，伸筋草一钱半，路路通一钱半，油松节一钱半，金狗脊二钱，夜交藤一钱半，姜半夏一钱半，大活络丹一粒药汤下。药后骨痛极轻。眠食如常，方用炒当归二钱，海风藤二钱，天仙藤一钱，海桐皮三钱，威灵仙四钱，络石藤一钱半，川杜仲四钱，宣木瓜三钱，丝瓜络一钱，服十剂而步履如常。

（原载中医杂志 1959 年 12 月号）

段馥亭医案

中医研究院内外科研究所
余桂清　张代钊　叶仲琨　整理

红丝疔

刘××，男性，二十七岁，由右大腿内侧起蔓延至小腿踝部有一红线，微感发热及胀痛，饮食二便正常，舌红、脉弦。此为肝火蕴结、血凝毒滞，虽仅一日余，来势匪轻、急宜清解托毒之剂主治。

1. 先沿红线用三棱针放血及针刺十余处、再上五味去湿散[①]。

2. 内服夺命汤加减：银花八钱　赤芍三钱　黄连二钱　僵蚕钱半　防风钱半　蝉蜕一钱　泽兰二钱　青皮一钱　川牛膝二钱　甘草一钱　（按）此症治一次痊愈。

锁口疔

秦××，男性，二岁，二十天前患烂喉痧已愈，近日左颊近口部生一火疖，蔓及面部，红肿剧痛，形小根深，未老先白头，并发高热（39.5℃），脉数。症为风热毒盛、发为锁口疔、宜清热解毒为治。

1. 银花二钱　连翘二钱　蒲公英三钱　杭菊二钱　黑山栀一钱　花粉二钱　焦川军钱半　黄芩钱半　鲜石斛三钱　鲜生地三钱

2. 牛黄抱龙丸[②]二粒冲服。

3. 外敷消炎膏③。

二诊：服前药后，体温略低（39℃），症情稍有减轻，仍宗原法进治。

1. 忍冬藤二钱　连翘二钱　蒲公英三钱　黄芩钱半　元参二钱　花粉二钱　川贝一钱　焦川军一钱　生甘草一钱

2. 牛黄抱龙丸二粒冲服。

3. 外敷消炎膏。

三诊：锁口疔毒尚未溃破，眼部皮肤有红肿趋势，体温 39.3℃，脉数。温毒炽盛，仍宗前法出入。

1. 银花三钱　连翘钱半　蒲公英二钱　花粉二钱　黄芩钱半　桃仁泥钱半　元参钱半　焦川军一钱　滑石块三钱　赤芍一钱

2. 安宫牛黄散④一分冲服。

3. 赛金化毒散⑤二分冲服。

四诊：锁口疔毒已溃，体温 39℃，疮口较大且深，腐肉较多，脓色黄稠，仍以原方进治。

1. 内服原方。

2. 外用化腐生肌丹⑥。

按：五诊体温已恢复正常（36.9℃），脉象细数，神识清楚，二便如常，面部红肿亦退，以前方加减，服至一月全，疮口完全愈合。（此例系与赵心波大夫合治）

骨疽（一）

杨××，男性，二十四岁，河北安平县人，五六年因工作不慎，扭伤右手腕部，一月后，发现右腕肿痛不已、继而破溃流脓，脓汁清稀，色如败酱，饮食欠佳，苔薄白，脉沉细，此乃“骨疽”阴寒之症也。外敷滚脓丹[7]及化腐生肌丹。

按：经三个月后，创口愈合，以温经散寒之骨痨散外敷，治至一年，诸症消失，关节活动自如，恢复工作。

骨疽（二）

闻××，女性、十九岁、北京人，腰脊背痛已有年余，痛时引及腿部，且于右腿跟处漫肿无头，皮色不变，苔薄白，脉沉细。症属肾亏，寒痰流注凝集所成之“骨疽”，拟以温经散寒，滋肾解毒主治。

1. 外敷骨痨散[8]。

2. 内服三胶肾气丸[9]、犀黄丸[10]。

按：经治一年，肿痛大减，渐告痊愈。

蝼蛄串

王××，女性，二十五岁，河北容城人，颈间瘰疬肿大，累累成串且已溃烂，自颈窜至胸上，腋下，鼠蹊各处已有十余年。多年来经中西医治疗无效，此乃肝气夹痰瘀结络道所致。宜以化痰散结、佐以疏肝之剂主治。

1. 外用五味去湿散加雄精，龙骨，广丹，玉黄膏，蝼蛄散[11]。

2. 内服：内消瘰疬丸[12]小金丹[13]，子龙丹[14]等。

按：此与宋抱璞大夫合治，经五个月后病情大见好转。

附：各丸药，散剂的成分如下：

①五味去湿散：黄柏一两　蛤粉二两　轻粉一两　白芷一两　石膏二两　梅片二钱　共研细末。

②牛黄抱龙丸：胆南星一两　赤茯苓五钱　全蝎二钱五分　僵蚕三钱　天竺黄三钱五分　东牛黄二钱半　血琥珀三钱半　雄黄五分　朱砂一钱半　台麝香二分

③消炎膏：如意金黄散八两（方见医宗金鉴）雄精二两　苏雄二两　梅片一钱　玉黄膏及双氧水适量调膏。

④安宫牛黄散：东牛黄七钱　广郁金七钱　犀牛角七钱　云黄连七钱　片朱砂七钱　梅花片一钱七分　台麝一钱七分五厘　珍珠三钱五分　栀子仁七钱　明雄黄七钱　子条芩七钱

⑤赛金化毒散：乳香没药各二两　贝母　黄连　赤芍　花粉　大黄各四两　甘草两半　牛黄四钱　冰片五钱　雄黄二两

⑥化腐生肌丹：白降丹三钱　乳香三钱　没药三钱　甘石三钱　海螵蛸三钱　珍珠三分　梅片一分　麝香五分　白丁香三分　狗宝五分共研细末或制成药线。

⑦滚脓丹：红升一两　麝香八分　梅片一钱五分　老广丹或炒红粉三两　共研细末，亦可制成药线。

⑧骨痨散：藤黄六两　生川乌四两　生草乌四两　生白及四两　生甘草四两　麝香一钱三分　狗宝一钱　共研细末和匀。

⑨三胶肾气丸：熟地黄八两　白茯苓三两　萸肉四两　山药四两　丹皮三两　泽泻三两　鳖甲胶一两　鹿角胶一两　龟板胶一两　共研细末，炼蜜为丸，重二钱，每日服一次，每次服二钱。

⑩犀黄丸：犀牛黄三分　麝香一钱半　乳香（去油）一两　没药（去油）一两　研极细末，汉三七一钱五分　黄米

饭一两　捣烂为丸，忌火烤，晒干，每日服一次，每次服一钱至三钱。

⑪蝼蛄散：红胶泥四两　棉子油四两　鸡嘴 100 个　冰片四钱　先将胶泥浸入棉籽油，待浸透后，用砂锅炒干共研细面，将公鸡嘴 100 个 用砂锅炒黄，加冰片共研细面，以玉黄膏调膏。

⑫内消瘰疬丸：当归二两四钱　川芎一两六钱　白芍二两四钱　夏枯草四两　龙胆草二两四钱　桔梗一两六钱　葛根二两四钱　连翘三两二钱　黄芩二两四钱　广皮一两六钱　三棱　莪术各二两四钱　花粉一两六钱　黄连二两四钱　升麻一两六钱　共研细末，炼蜜为丸，每重二钱　每晚服一丸。作用：软坚散核，理气活血，主消瘰疬。

⑬小金丹：白胶香　草乌、五灵脂、地龙、木鳖子各一两五钱　没药　归身　乳香　各净末七钱五分　麝香三钱　黑炭一钱二分　以藕粉一两二钱　为厚糊和入诸药末，捣千捶为丸如芡实大。

⑭子龙丹：白芥子（炒）一两　大戟一两（煮透去骨晒干，忌火炒）　甘遂一两（去心制）。

（原载中医杂志 1959 年 6 月号）

徐正基医案

徐美乐　整理

徐正基先生行医六十余年，有丰富的临床经验，群众声望很高。今虽年老仍然应诊传授学徒。

痢疾

鲁道碧，女，二十九岁，平滩二村七组。

初起腹痛腹胀，下痢日十余次，赤白黏丝，里急后重，身热口渴，舌苔白，脉弦数，咳嗽心烦，此乃燥热而移于大肠也。痢症作白者重在气之滞，赤者重在血之涩，赤白相兼，重在心肺二经求之。

天冬五钱　寸冬五钱　桔梗八钱　杏仁五钱　黄连二钱　枳壳二钱　桑白皮五钱　地骨皮五钱　黄芩五钱　甘草一钱　蜂蜜四两（分四次对服）

骨节痛

李财方，男，三十二岁，和平七社。

夜间开会回家，途中全身发寒战，酸麻，由同行人扶回家中。诊得脉浮紧，苔白，关节痛，肌肉好似刀割，此风、寒、湿三者合而为病也。

桂枝五钱　白芍四钱　黄芪八钱　当归五钱　杜仲五钱　首乌五钱　贡术五钱　秦艽五钱　续断五钱　防风四钱　苡仁四钱　灵仙五钱　麻黄三钱　粉葛五钱　木贼五钱　生姜五钱　甘草一钱　西枣四枚

复诊：痛减轻十之七八，能起床自食，恶寒四肢重，脉沉紧有小汗。

桂枝四钱　白芍四钱　黄芪五钱　当归四钱　杜仲五钱　贡术五钱　苍术五钱　秦艽五钱　防风四钱　粉葛五钱　附片五钱　故纸四钱　首乌五钱　续断五钱　甘草二钱　生姜五钱　西枣四枚

心慌

麦德珍，女，二十九岁，和平七社。

心慌发烦，心口痛，出汗，口渴饮热，脉沉迟，精神不足，喜卧，懒言。

制附片七钱　桂尖八钱　煅牡蛎五钱　赭石五钱　炙甘草二钱　生姜五钱

复诊：上药连服两剂，精神好转，心口不痛，脉沉而有力，四肢软弱，照前方加党参三钱。

声嘶

徐肖氏，女，四十七岁。

咳嗽气喘一月余，病愈后就声嘶三月，服很多中西药无效。

潞党参五钱　桔梗五钱　诃子五钱　百合一两　贝母一两　胡桃十二个　鸡蛋二十个　蜂蜜四两

先将党参、桔梗、诃子三味煎水一茶碗，百合、贝母、胡桃研成细粉，鸡蛋两个去壳放入碗内，将研好的药粉一两与蜂蜜一两和入鸡蛋调匀，将药水熬开冲服。

（原载中医杂志 1959 年 8 月号）

郭可明医案

王瑞堂　郭纪生　整理

真中风

魏××，男性，72岁，农民，河北正定人。于1958年4月23日初诊。由其爱人代诉：患者昏迷，右侧半身不能动，水食不入六天。于六天前在田间劳作，忽然晕倒不醒人事，呼之不应，四肢不用，呕吐痰涎和咖啡色物，痰声如锯，大小便失禁。随即抬回家中。查其神昏不语，口眼㖞斜，两目无光闭而不睁，鼻有鼾声，张口呼吸，右侧上下肢瘫痪不用，左侧上下肢有时自动，四肢厥冷。脉象沉缓一息四至，舌淡微有白苔，此乃真中风病。以其素日气虚脏寒，而今风邪中之也。

生南星三钱　川乌片一钱半　川附子一钱半　广木香一钱半　野台参一两　水煎顿服。兼服苏合香丸，一日两次，一次半丸。

二诊（24日）：服药一剂后病情即大有好转，神智较前清醒，已能识人，并能简单言语，但仍謇涩，给其饮食知道下咽。照原方服之。

三诊（25日）：昨日服药后患者自己即能坐起，右侧上肢可以活动，但不灵活，右下肢稍能动，大小便仍失禁。仍以原方又加大蜈蚣四条、淡全虫一钱半。照方连服三剂。

29 日诸症已痊，上下肢运动自如，口眼㖞斜已除，饮食佳良，大小便正常，原方去蜈蚣进一剂以善其后。

按气虚脏寒风邪中之，用南星、川乌、附子之大辛大热，佐以广木香之辛温，不但治风实亦兼治寒。因邪之所凑其气必虚，故用野台参（当用人参因价昂，病家无能为力，故用台参）一两以驾驭之。又兼用苏合香丸之小量，取其芳香透窍以开寒闭。三诊加蜈蚣、全虫，取其搜风兼能开通脏腑之瘀滞，这是处方的大概。

肠痈

郭姓小儿，男，10 岁，石家庄市人。1958 年 3 月 18 日初诊主诉：腹痛发热一天。即前一天下午开始发热，腹部阵发性疼痛，绕脐部较重，压之尤甚，呕吐数次，泻二次。检查体温 39.1℃，脉象洪滑而数，舌有白厚苔。腹痛局限于右侧下腹部，有压痛和回缩性压痛，且有轻度强硬现象。白血球 25100，中性 91%，淋巴 9%。因怀疑是肠痈，请石家庄市传染病医院张杰斌大夫等会诊，诊断结果确为“急性阑尾炎”。因家属不愿送医院手术治疗，再三恳求疏方，故处方如下：

南银花六两　全当归五钱　蒲公英四钱　生地榆五钱　生苡仁四钱　川牛膝三钱　甘草二钱　以水五碗先煎银花剩水二碗，去银花，再加水三碗，纳入诸药共煎成药汁一碗，分四次服，四小时一次。

凡肠痈势甚急，必须大剂清火散邪之药始能收效迅速。然散邪药物多损耗真阴，唯银花败毒而不伤气，去火又能补阴，是以为君，重用六两，全当归活血散瘀，蒲公英和银花并用，其清火、解毒、散邪的作用尤著，生地榆凉大肠而止痛，甘草亦能解毒清火并调和诸药，苡仁去湿兼顾正气，川牛膝引药至病所。该日服药二次后即觉有好转，等将药服完，夜间九时许安然入睡，体温降至 37.6℃，脉象亦较缓和。翌日复诊，体温 37.5℃，脉象缓和仍有数象，右侧下腹部仍有压痛，大小便正常。再服原方二剂痊愈。

黄疸

张××，男性，72 岁，河北省束鹿县人。1958 年 4 月 22 日初诊。据述十几天前开始精神不好，食欲不振，恶心，无呕吐。上腹部饱闷及腹痛，小便棕黄色，大便灰白色，相继两目发黄，以及全身皆发黄色，病情日益加重，恶寒发热。乃于 4 月 22 日邀余诊治，患者精神萎靡不振，饮食十几天量都很少，一日只饮一茶杯牛乳，或不食，上腹部胀闷不畅，且有疼痛，右胁下（肝区）疼痛压之尤甚，口燥咽干，不能饮水，小便黄少，大便灰白量少而稀，一日二、三、四次不等，两目和全身皆有重度黄疸，呈橘黄色，两下肢和两手轻度浮肿。脉滑无力而数，舌苔白厚。处方如下：

天花粉三两　嫩茵陈三钱　生山药五钱　白茅根一两　蜂蜜一两　以水三杯煮至一杯，冲蜂蜜分三次服，五小时一次。隔一天服一剂，服药三剂后病情不见好转，四肢浮肿加重，脉象弦滑无力而数，舌仍有白厚苔。方用：

天花粉二两半　嫩茵陈三钱　白茅根三两　生山药五钱　生麦芽三钱　蜂蜜一两　以热开水 1000 毫升先将茅根、茵陈浸泡半小时，再煮三五分钟，去渣，纳入花粉、山药、麦芽煮至200毫升，冲蜂蜜分三次服，三小时一次。

复诊（5月3日）：服药五剂后病情大有好转，四肢浮肿消退，饮食增加，精神好转，小便由赤少变为黄色量多，大便已有黄意，口燥咽干也较前轻的多了，体温正常，舌苔已去，脉象较前缓和，方用：

天花粉一两半　嫩茵陈三钱　白茅根三两　生山药五钱　蜂蜜五钱　煮服法同前。

四诊（12日）：四肢浮肿完全消失，精神良好，饮食正常，腹痛减轻，黄疸见消，小便色黄量多，大便时黄时黑，口燥咽干已除，舌淡红无苔，但有时呃逆泛酸，脉象缓和，微有弦意，乃肝热胃气上冲所致。方用：

天花粉一两　云苓五钱　青竹茹四钱　龙胆草三钱　白茅根一两半　嫩茵陈四钱

五诊（26日）：诸症均除，惟两目仍有黄染，方用：

天花粉三两　杭白芍五钱　嫩茵陈四钱　白茅根八钱　生麦芽三钱　粉甘草一钱半

6月8日往诊时，一切均正常，即嘱停药休养。

按此症西医诊断为病毒性肝炎，中医称为阳黄，由于湿热交结，胆热液泄，与胃之浊气相并，上不得越，下不得泄，熏蒸郁遏，浸于脾肺则身目俱黄，流于膀胱则溺色变赤。大概此病50岁以上者难治，以其胃气弱也；渴而泄者死，以其津液涸也。阳黄见阴脉者，虽久而不愈；阳黄见阳脉者，虽久而能愈。黄疸病当以18日为期，10日以上瘥，反剧者难愈。

患者年高七十有二，十几天饮食很少，胃弱明矣；口燥咽干，大便日行三四次，液涸明矣；病久不愈，难治明矣。所以有希望者阳黄见阳脉也。故用天花粉、白茅根以清火邪，滋津液，利小便；用茵陈之小量取其芳香开窍升发之气直入肝胆，以清热引湿下行；用山药以滋阴健脾而固胃气；用蜂蜜以解花粉之苦，而能缓中益气；生麦芽舒肝而能解郁遏。后期泛酸呃逆，乃是肝热胃气上冲之故，加用龙胆草之苦寒泻肝清热则泛酸呃逆能除。

温病

马××，女性，61岁，1955年7月20日发病，7月21日初诊。患者爱人代诉：十天前患痢疾，腹痛里急后重，于三天前治愈，近三天无大便，昨日又泻泄白痢，下午开始发热，恶心呕吐，四时许昏迷不会说话。检查体温40.6℃，左脉沉数而滑，右脉沉细而数，舌苔白厚，大小便失禁，昏睡鼾声，右侧半身不灵活。诊断为流行性“乙型”脑炎，处方：

（1）生石膏三两　天花粉一两　生山药五钱　忍冬藤一两　莲子心四钱　野台参四钱　川黄连三钱　条黄芩三钱　青竹茹五钱　粉甘草三钱　大蜈蚣二条　淡全虫一钱　煮服法：以水1000毫升先煮石膏15分钟，再纳诸药，更煮至300毫升，分六次服，一小时一次。

（2）安宫牛黄散五分，分二包，四小时服一包，白水送下。

复诊（22日）：脉象缓和，但右部仍沉细，舌苔较去。神志完全清醒，体温正常，自觉病情大为好转，饮食增加，无恶心呕吐，右侧肢体恢复正常，但感乏力，腹部不畅，食欲不振。处方如下：

野台参五钱　生山药五钱　天花粉五钱　粉甘草三钱　青竹茹五钱　生龙骨五钱　以水二杯半，煮至多半杯，分三次服，二小时一次。

三诊（23日）：病情逐渐好转，脉象缓和右部较有力。无头晕、头痛和恶心呕吐，大小便正常，但仍感倦怠乏力，再服原方两剂。

四诊（25日）：脉象缓和，一息四至，舌苔正常，体温正常，精神良好，食欲增进，无头痛头晕，诸症已痊。接予：

生山药二两　南银花一两　甘草三钱　水煎服，分三次，三小时一次。后以此方加减，服数剂痊愈。

按患者年过六旬，得脑炎病前曾患痢疾，身体已受损失。所喜素日身体健康，营养发育尚好，故第一方即重用生石膏三两、天花粉一两以清内热扑灭全身之火焰，山药、台参滋阴而扶虚损，忍冬藤、大蜈蚣、淡全虫活络而治右侧半身不灵，莲子心、川黄连以清心热而治昏迷，黄连、黄芩清热以治泄泻，竹茹引胃中之逆气下行以止呕吐，甘草调和诸药而缓中，并兼服牛黄散解毒、清热。病情好转后，食欲不振全身乏力，即在清热滋阴药中加生龙骨五钱以收敛元气，振作精神。最后因泻能伤阴，热亦能伤阴，故于方中重用山药健脾滋阴，银花清火邪解余毒，甘草缓中，以善其后。

（原载中医杂志1959年3月号）

曹汉三医案

中国医学科学院陕西分院针灸研究所

一、脊椎结核

［例1］高××，男，26岁。

主诉：持续性腰痛两年余，腰向左侧弯四个月。

现症史：一九五六年四月间在乡间送货时在湿地上睡了一夜，次日感到腰痛、酸困，大便带暗红色的血约十余天后消失，持续性腰困痛日渐加重，1958年元月病情更见恶化，不能平卧和步行，食欲减退，经某医学院检查诊断为：腰椎结核。建议以手术治之，因无钱回家休养，即用蜜蜂每次2～3只在背部螫刺，共四次后疼痛减轻。惟每见劳动后腰痛增重，休息后即感舒适，最近四个月来腰渐渐向右侧弯曲，翻身困难，髋痛，尤以左侧为甚，与天阴下雨有关，阴雨时历害。现在腰不能伸直，右足不得力，走路侧斜疼痛，不能劳动和持物，连一盆水也端不起。走不几步就得休息。

过去史：21岁患咳嗽病，经服中药休息三月后痊愈。否认冶游史。

个人史：出生农村，中农成分，生活尚好，16岁当学徒，18岁参加工作。

家族史：父母健康、妻健在，未生育。

体查：T36.4℃ P72，R20，B.P.110/70mmHg。

一般情况：发育正常，营养中等，神志清楚，查体合作。

胸部：胸廓两侧不对称，左侧塌陷、缩小、局部胸大肌萎缩，左侧呼吸运动减弱，3～4 肋间叩诊音浊，呼吸音低弱。右侧未见异常。心界不扩大，心跳 72 次/分，心率整齐，$P_2>A_2$，心尖部有吹风样收缩期杂音。

2.5	Ⅱ	5W
2.5	Ⅲ	7.5W
	Ⅵ	7W
	Ⅴ	

腹部：柔软、肝脾不大，无压痛，肠鸣音存在。

脊柱：脊柱明显的向左侧弯曲：于 $T_{6\sim8}$ 有压痛及叩击痛

$L_{1\sim4}$有压痛 $L_{2\sim4}$有叩击痛。

四肢：无畸形，运动自如。

化验室检查：白血球 5600，中性 80%，淋巴 20%，红血球 397 万，血红素 80%。

X 光透视：左侧肋膜肥厚。

X 拍片：正位：胸椎 6、7、8 明显左凹，椎间隙明显，椎体无破坏。腰 3 椎体破坏，有碎片突出，椎体旁有米粒大的钙化斑，及已吸收的椎脓疡灶遗迹。

诊断脊椎结核。

治疗经过：确诊为脊椎结核后即来针灸科治疗，当时检查面色黄白，脉象虚弱，声音清亮，脊椎弯曲，约距中行四指有余，右季与髂尖相连，行走困难，举步艰难，根据我们认为：一部分是脊椎病，一部分是侧旁经筋受风寒湿所致，在治疗时决定治疗原则为：以刺少阳经的章门、带脉、居髎为主穴，以督脉（人中、后溪、命门、阳关等）为辅助穴，多次交换刺戟多至3针，约30余次后，基本治愈。

［例2］王××，男，21岁，朝邑县人。

主诉：左髂疼痛，十五年，驼背两年余。

现在症：于15年前两髂及两侧膝关节，持续性疼痛，经针刺治疗后，右侧髂关节疼痛消失，左侧加重，有时左膝关节局部浮肿，经针刺、拔火罐后，流出少许黄水，肿消、疼痛轻减。但每劳累后，疼痛又行增重，次后左腿逐渐变细，在这三年来已变为跛行，近二年来因担水劳累，感觉腰背疼痛，且有逐渐变弯，不能伸直之趋向。夜间仰卧时疼痛不堪，仅能向右侧，而不能左侧卧，用手压脊梁杆时疼痛尤甚，偶而因劳累后可吐暗红色血1～2口，夜有盗汗现象，无咳嗽、吐痰、发冷、发烧，食欲大小便均正常。

过去史：过去体弱，曾患疟疾，否认其他传染病及结核病史。

家族史：父健康：其母在早年不明原因病故。

查体：体温36℃，脉搏70次/分，呼吸20次/分，血压90/60毫米汞柱。

一般情况：患者营养欠佳，发育与年龄不相对称，呈驼背跛行样，面色苍白，贫血性外观，神志清楚，不能平卧及左侧卧，查体合作。

头部：头颅较正常人为小，左眼大于右眼，睑结膜苍白，其他未见异常。

2.5	Ⅱ	4.5cm
2.5	Ⅲ	7.5cm
	Ⅴ	7.0cm

胸部：胸廓明显变形，前后径显著增加，脊柱后突，心界上移，$P_2>A_2$ 韵率整齐无杂音，其他未见异常。

腹部：柔软，肝脾未触及，无压疼，肠鸣音存在。

生殖器：阴茎外观较小，无阴毛生长。

脊柱：由胸 7～12 椎明显向后突起，有压疼，呈驼背形，腰 2～3 椎有明显的压疼，脊柱后突成畸形，能侧屈而不能伸直。

四肢：跛行左下肢较右下肢为细，肌肉萎缩、收缩无力。左大腿 33cm、左膝上 29cm、左小腿 27cm，右大腿 35cm，右膝上 31cm，右小腿 28cm，左侧运动不灵，仅能后屈 30°，右下肢运动无障碍。

化验检查：血：红血球 318 万白血球 10000，中性 84%，淋巴 16%，血红蛋白 50%。尿：棕黄色，碱性，混浊，上皮细胞、浓球及黏液少许，无定形磷酸盐（+）。粪：有蛔虫卵。

X 光检查：①肺部无明显病变。②脊椎见照片。

诊断：脊柱结核。

治疗经过：于1958年8月24日经西医检查确诊为脊柱结核后即转针灸治疗，当时检查：面色苍白声音低弱，脉象沉而紧，我们认为此症为：任督二脉受风寒湿所致，在治疗时决定以泻任脉、补督脉为其治疗原则，局部疼痛以针刺，火罐吸拔之。泻任脉以承浆、中极穴为主，列缺为辅。补督脉以人中、阳关、章门为主，以后溪为辅。当第一次针后，疼痛大减。第二次针后，就可扔掉拐杖，慢步行走。连续6次后，行走5～6里路，活动自如，腰也能伸直了，10次后疼痛基本消失。腰已能伸直一市尺之多，食欲增进，体重增加，一般健康状况逐渐好转，阴毛丛生、生殖器长大，可以作轻体力劳动，使一个残废变成了一个半残废，不但腰不痛、个子高、能参加劳动，也恢复了生育能力。

二、鼻　衄

李××：女，23岁，西安市北四府街丐巷4号。

患鼻出血，如泉涌，实实令人可怕，在一间屋内鲜血遍地，塞鼻从口出，堵口由鼻出，经用三棱针刺太冲一穴，出血约半茶碗，鼻出血立止，由此而愈。我们认为上窍出血，太冲止出血神速，小出血不止者尺泽出血立止。

三、目不能右视或不能左视

［例1］张××，于1948年春天突然发生左视不能右视，走路碰墙，经针右侧瞳子髎穴，一次即愈，病未复发。

［例 2］ 王××，西安市邮电局干部，在 1955 年 3 月间（平素有高血压症），忽然有一天走路时头碰墙壁，不能左视，伸手只能看见四个指头，后经针右侧瞳子髎一穴，在一边行针时，患者就能看见他手上的五个指头，也是一针而愈，再未复发。

［例 3］ 张××，陕西省中医研究所。1957 年 10 月初旬因患中风症，手臂麻木在某医院住院期间，突然发生走路时头碰门框，视力失常，不能右视，经针瞳子髎、百会，也是一次而愈，亦未复发。手臂麻木针手三里、曲池、会宗三次已愈。

四、督脉失衡症

郭××，男，40 岁，西安市大车家巷 37 号。

一天卖菜在大街上，行走时忽然发生在大街上横行。警察拉着他叫他端正着走，也不能端正走，所以警察将他领至我所诊治，我认为是督脉受病，不能主身之平衡所致，经针人中、后溪二穴，先补后泻，起针后，行走端正，稳健如常，数年来未犯此病。

五、心跳过速症

袁××，女，17 岁。患心跳过速症四个月余，不仅患者可以感到心跳力大而速，声音也可闻得，别人（包括医生）距离患者数尺之远，同样也可听见心跳声，手按乳下可被心跳冲击，经针少海两穴见轻，二次大见效，别人听不见了，但手扪时还有冲击之感，连针五次，完全恢复正常，从未再见复发。

六、笑　症

××，因患高血压症，头重足轻，走路蹒跚，尤其是爱笑无比，别人无论说什么话，他都是笑得如不可支，已半年之久，患者以此异常之笑来我所诊治，经针少冲二穴，用泻法治之，半年之久的病，一针而愈。

（原载中医杂志 1959 年 10 月号）

曹炳章医案

史介生　整理

徐化介，住酒务桥，1954年9月20日。

两手脉轻按浮弦、重按软弱，舌淡红，面部作痒，胸脘作痛，大便微溏，溲短，治宜扶土抑木，镇潜肝阳。

土炒白术二钱　浙茯苓三钱　炒白芍三钱　泽泻二钱　车前子三钱　生牡蛎四钱　生鳖甲三钱　盐水炒黄菊二钱　冬桑叶一钱五分　炒白蒺藜三钱　广橘白七分　炒乌梅肉六分　广郁金二钱　原打怀山药三钱（两帖）

二诊（9月24日）：两手脉弦坚，面痒较瘥，脘中满闷亦减，大便转燥，惟溺有白色余沥，此系脾肾两亏，治宜益脾肾为主。

文元党参一钱五分　土炒白术二钱　怀山药三钱（打）　北芡实三钱　川楝子三钱　广皮八分　赤苓三钱　泽泻二钱　玄胡索二钱　全当归一钱五分　白蒺藜三钱　炒黄菊一钱五分（两帖）

三诊（9月26日）：两手脉象滞缓，面痒已瘥，脘闷，便结不畅，溲短，再当扶脾开郁通顺二便为主。

文元党一钱　炒白术一钱五分　浙苓三钱　泽泻二钱　川楝子三钱　玄胡二钱　瓜蒌皮三钱　炒刺蒺藜二钱　郁李仁肉一钱五分　车前子三钱　冬桑叶一钱五分　炒黄菊一钱五

分（两帖）

金妪，住唐家弄，1954年10月5日。

舌淡红，两手脉沉弱，胸脘肩背窜痛，日轻夜重，此系血虚而肝气流注所致，治宜活血疏肝通络止痛。

青盐四分拌炒　生地四钱　桃仁一钱半　生鳖甲三钱　全当归一钱半　生牡蛎四钱　伸筋草三钱　广郁金一钱半　川楝子三钱　东白薇三钱　西赤芍一钱半　瓜蒌皮三钱　玄胡一钱半　青葱管三支（两帖）

次诊（10月7日）：舌淡红，脉沉弦，胸脘痛已瘥，咯血带痰，五更泄泻，治宜镇肝潜阳。

鲜生地三钱　拌生锦纹三分　生鳖甲三钱　生牡蛎五钱　生白芍二钱　东白薇三钱　白前三钱　盐水炒川柏一钱　盐水炒知母一钱半　绿梅花一钱半　赤苓三钱　泽泻二钱　车前子二钱　川楝子三钱（两帖）

邱左，住横街，1954年7月7日。

脉两手沉弦，舌白，烦热；呃逆频频，大便三日不下，此乃肝阳上逆犯胃，急宜镇潜肝阳并纳肾气为主。

旋覆花三钱（包煎）　炒竹茹一钱半　广郁金二钱　郁李仁肉二钱　生鳖甲三钱　生牡蛎五钱　生龟板四钱　白前三钱　沉香粉五分（冲）　生白芍二钱　枇杷叶三片（去毛）　五味子五分（二帖）

二诊（7月9日）：左脉沉弦，右脉弦滑，呃逆略减，间有烦热，腹鸣，大便已下，肝火尚旺，再当育阴潜阳止呃润肠。

旋覆花三钱（包煎）　代赭石五钱　姜炒竹茹一钱五分　生白芍二钱　广郁金二钱　生牡蛎五钱　生鳖甲三钱　生龟

板四钱　郁李仁肉二钱　川楝子三钱　炒牛膝三钱　炒萸肉二钱　枇杷叶三片（去毛）　柏子仁二钱（二帖）。

王左，66岁，住富民坊，1954年11月11日。

舌淡红苔薄白而燥，呕吐兼有呃逆，胸脘疼痛，大便三日不下，治宜潜阳疏肝，通利二便。

旋覆花三钱（包煎）　姜炒竹茹一钱半　广郁金二钱　川楝子三钱　延胡二钱　生鳖甲三钱　生牡蛎五钱　归尾一钱半　桃仁一钱半　绿萼梅一钱半　生白芍二钱　郁李仁肉二钱　姜炒川连四分（两帖）

二诊（11月13日）：两手脉沉弦，呃逆，呕吐黑水，脘痛未止，大便已下三次而色黑，症系气滞络瘀，治宜调气平逆通扶元。

炒刀豆三钱（捣）　柿蒂五只　姜炒竹茹一钱半　旋覆花三钱（包）　归尾一钱半　桃仁一钱半　生白芍二钱　炒生地三钱　广皮白八分　文元党一钱　浙茯苓三钱　川楝子三钱　鸡血藤一钱五分（两帖）

三诊（1954年11月15日）：两手脉稍和缓，舌白，口燥，腰痛，呃逆已止，呕吐未除，脘痛较差，胃纳稍动，治再扶元镇肝。

旋覆花三钱（包煎）　炒刀豆二钱（打）　归尾一钱半　川楝子三钱　柿蒂三只　广郁金二钱　生牡蛎五钱　炒杜仲三钱　生鳖甲三钱　生白芍二钱　桃仁一钱半　米炒麦冬三钱　广皮白八分　党参一钱半（二帖）

四诊（1954年11月17日）：两手脉沉弦、舌白燥、口干、呕恶已止、头顶热汗、脘痛，间有腰背疼痛，此系肝肾阴火上冲头顶，仍宜镇潜肝阳滋水涵木。

生鳖甲三钱　生牡蛎六钱　生龟板四钱　青盐三分拌炒　熟地三钱　米炒麦冬三钱　元参三钱　煅滋石四钱　广橘白八分　甘松五分　文元党参一钱五分　土炒白术一钱五分　原打怀山药三钱　浙茯苓三钱　炒杜仲三钱　沙苑子三钱（两帖）

沈光裕，住小皋埠，1954年9月4日。

右脉沉弱左脉弦坚、久病五更痛泻，此系脾肾两亏命门火衰，治宜补益脾肾温暖命火为主。

土炒白术二钱　浙茯苓三钱　破故纸一钱五分　泽泻二钱　炒白芍二钱　官桂八分　煨肉果一钱五分　北芡实三钱　原打怀山药三钱　车前子二钱（三帖）

二诊（1954年9月7日）：两手脉仍弱，苔薄白，痛泻已瘥，脾肾尚亏，肢体乏力，再拟补益脾肾温暖命火为主。

文元党参一钱五分　土炒白术二钱　原打怀山药三钱　车前子三钱　炒白芍二钱　带皮苓三钱　泽泻二钱　石莲子三钱　破故纸一钱五分　官桂八分　北芡实三钱　煨诃子一钱五分　荷叶一角（三帖）

（原载浙江中医杂志1959年5月号）

曹梓材医案

曹孟坚　整理

曹老先生行医粤东，他的治案，原散见于其笔记、日记及杂稿中，兹摭录数则如下。

产后惊狂

一妇人产后，第二夜忽然惊呼狂走，家人闭之一室，翌日势已稍定，来邀余诊。诊得脉细数，身有微热，询知产时去血颇多，因思去血多则肝无所养，而风木不宁。其惊呼者，即《素问·阴阳应象大论》所谓："在脏为肝，在声为呼"。《五常政大论》所谓："其脏肝，其病摇动注恐"也。产后阴伤，孤阳独旺。其狂走者，《生气通论》所谓："阴不胜其阳，则脉流薄疾，并乃狂"也。其身热者，《评热病论》所谓："阴虚者，阳必凑之"。病情虽有三般，病因只是一个。即投以杞子、熟地、当归、党参、元参、麦冬、竹茹、白薇等。一剂大减，两剂全瘳。方中元参重用，所以然者，《本草经》元参主治"女子产后乳余疾"。徐洄溪释之曰："产后血脱则阴衰，而大无所制，又不可以寒凉折之，气血未宁，又不能纳峻补之剂，惟元参宁火而带微补，用之最为的当也。"

虫

族人有游闽者，尝为余言，"闽某地产使君子甚多，土人云：取其仁同猪肉煎食甚佳。试之良然，但食后必发呃，殊感不快。”余闻其言而志之。后有一妇人，携一童子来就诊，审是脾虚有虫。即书异功散加榧子、使君子与之，越日来云：夜间得一虚惊，食药后未几即发呃，家人甚慌，以为久病发呃，幸过一时许即止。余谓此偶然耳，非久病比，亦不言其故。因就原方减使君子，加雷丸、鹤虱服之而安。按李濒湖云：“凡杀虫药多是苦辛，惟使君子、榧子甘而杀虫，亦异也，此物味甘气温，既能杀虫，又益脾胃，所以能敛虚热而止泻痢，为小儿诸病要药。”余治此等病，必用使君子。何以并无一人发呃，有之，自此儿始，倘非得族人言，亦不会疑此，姑记之，以待研究。

不得卧

一少年患不得卧，将一月矣。余投以酸枣仁汤去川芎，加元参、生地等，未效，细察其脉，左关甚弦，转方用龙胆泻肝汤，一剂去七八，再剂痊愈。素问六节藏象论曰：“肝者罢极之本，魂之居也。”肝火盛则肝魂扰，其何能卧，息其火而宁其魂，卧立至矣。证治准绳“不得卧”门，集说颇多，未尝及此一种。柯韵伯云：“凡胃不和，则卧不安，如肝火旺，则上走空窍，亦不得睡。”数语可补准绳之缺。

急惊

一小儿五六岁，患急惊。余先用犀角八分（不是正犀角，普通次货），鲜茅根尖二、三十寸，用水一碗，煎半碗灌之，继以僵蚕一钱，全蝎七分，防风八分，钩藤一钱半，元参二钱，白芍二钱，知母一钱五分，麦冬三钱，（不去心）连翘一钱五分，竹叶心十余条，合犀角茅根渣，用水一碗半，煎至大半碗，灌之随愈。最奇者，服犀角茅根尖后，半小时即作喷嚏数声，后以此法：另治数儿急惊亦愈，亦喷嚏如前。

久疟

余少时，患疟半载，初时服药已愈，因忽于戒忌，至随愈随发，幸渐发渐轻，最后三二月，亦月二、三度，且发时不须盖被，不须饮水，只蜷卧片时便起，不过精神血气，略有不同耳。一日，往访戚某，适戚洗沙鱼翅，供其父母，遂将翅杂汤，与余食，食二三碗，自后发，一二次即痊愈。前此三二月，疟发时皆无汗，自食翅汤后，发则大汗如雨，《素问·阴阳别论》曰："阳加于阴，谓之汗，"王注："阳在下，阴在上，阳气上搏，阴能固之，则蒸而为汗。"按赵氏《本草纲目拾遗》，沙鱼翅条下，所引各说一则曰："味甘性平，补五脏，消鱼积，解蛊毒"，再则曰："益气开膈，托毒，长腰力。"三则曰："清痰开胃进食。"尚未有言及其能生津液者，第就此次经验推之，则其生津液之功力甚大。又按翅杂；即藏翅丝之皮与软骨，洗翅者，先将翅杂煎些时，度可脱沙，取起擦去沙后，洗净，再以清水煎极烂，捞起拆去皮骨，取出翅丝，即将零碎皮骨，纳原汤中再煮，名翅杂汤。余所服者即此。凡洗翅者，每蔑视翅杂，其实翅杂胶质最足，触之黏手，翅丝则无是，不过光洁美观而已，究竟二者，孰为补益力大，当另考之。

（原载中医杂志 1959 年 12 月号）

张伯熙医案

张赞臣　整理

编者按：武进张伯熙先生悬壶上海，擅长内外科，逝世二十多年，病家犹称道勿衰。遗有蓉湖医案若干册，兹经其哲嗣赞臣同志选录一部分痢疾案，以供同道参考。

痢疾

蒋左，前投导滞化气，顽皮不应，都由情志操劳，肝阳亢逆，中土被伤，兼以酷热贪凉过度，脾益困乏。气上壅作痛，下陷作痢，舌苔黄根腻，未可疏逐，盖两脉浮弦不实，抑恐邪去正脱，有年如是，深为可虑。勉仿丹溪补泻兼施之意。

炒党参三钱　南楂炭三钱　陈广皮一钱　细青皮一钱　云茯苓三钱　宣木瓜三钱　中川朴一钱　西砂仁八分　福泽泻三钱　焦建曲三钱　香连丸八分另服

杨左　暑湿挟寒滞，阳气郁遏，腹痛时作，统于厥阴，痢下赤白而不爽，脉象濡细，舌苔白腻，喜饮热汤，恙属内外兼病，治之非易，姑拟宗先哲通因通用法，以温通厥气，导滞化湿主之。

炒乌药二钱　老苏梗二钱　广藿香二钱　炮姜炭四分　猪茯苓各三钱　炒泽泻钱半　焦楂曲各三钱　广木香一钱　全瓜蒌三钱　制川朴八分　枳实导滞丸三钱先吞服

周右，暑湿夹积交阻，肠胃腑气不和，腹痛滞下红白，白多红少，胸闷泛呕，胃呆厌食，脉迟细，舌苔微白，姑拟导滞和中。

老苏梗二钱　防风根钱半　煨木香八分　温六散五钱（包）　旋覆花钱半　煨葛根钱半　炒白芍三钱　制半夏钱半　广藿香三钱　甜广皮钱半　炒枳壳钱半

二诊：下痢红白、泛呕均止，惟经水适来，已及三天，腹痛胸闷，胃呆厌食，痰浊常泛，脉濡细，舌苔浊腻，乃余湿未清，营卫之气不和，再拟和营理气，健脾化湿。

软柴胡八分　京赤芍二钱　杜红花八分　陈广皮钱半　紫丹参二钱　法半夏二钱　制香附钱半　老苏梗三钱　荆芥穗钱半

陈右，腹痛下痢，红多白少，昼夜无度，神疲气怯，脉弦数，舌苔黄，乃乃伏伏内陷肠胃，恙重极险。

上川连五分　绿升麻八分炒　制苍术钱半　白头翁三钱　北秦皮三钱　粉葛根一钱　白扁豆四钱　生赤芍三钱　赤猪苓各三钱　黄芩各钱半　温六散五钱加红曲三钱同炒

高左，便红延久不愈，伏热夹积，宜清热分消。

黑荆芥钱半　焦楂炭三钱　细青皮一钱　大白芍二钱　黑地榆钱半　江枳实钱半　生甘草三分　炒银花钱半　花槟榔钱半　酒黄芩钱半　藕皮一两

徐左，右脉微滑而劲，苔黑而腻，是伏邪夹秽夹滞，刻下腹痛下痢不爽，拟法宣通。

枳实炭钱半　制大黄三钱　细青皮一钱　采芸曲三钱　淡黄芩钱半　大白芍二钱　沉香曲三钱　制川朴一钱　白茯

苓三钱　金银花四钱

陈左，伏邪未清，里积未达，腹痛便下白冻，睾丸肿胀疼痛，小溲短少，脉数内热，舌苔根腻，姑拟表里宣化，疏肝分利。

淡豆豉三钱　制川朴五分　猪茯苓各二钱　粉葛根钱半　广藿香二钱　福泽泻二钱　炒枳壳钱半　采芸曲三钱　温六散三钱（包）　淡吴萸五分　淡黄芩钱半　青防风一钱

秦左，中脘滞满稍减，惟红痢不爽，肛门下坠，昼夜五六十次，脾气已伤，然舌苔黄腻，湿浊之邪尚恋，未敢堵截阳明，投以清暑，佐以和中。

粉葛根钱半　赤猪苓各二钱　炒扁豆三钱　小青皮八分　春砂仁五分　焦山楂三钱　上雅连五分　福泽泻三钱盐水炒　花槟榔钱半　藕节三个

二诊：痢证古称"滞下"。都由暑湿蕴于肠胃，以致每痢必痛，痛则必痢，肠液剥伤，关闸皆开，非治痢通套法可治。

生苡仁三钱　东白芍三钱　当归炭钱半　炙甘草四分　制半夏钱半　石莲肉三钱　香连丸五分吞　炒扁豆三钱　银花炭二钱　炒陈米一拳荷叶包

冯左，痢证两候有余，纳少脘胀，腹痛下痢，里急不爽，右脉模糊，舌苔白腻，此乃湿浊伤及太阴脾阳也，当与温化为法。

炮姜炭六分　细青皮钱半　煨益智三钱　广木香一钱　焦福曲三钱　白茯苓三钱　海南子二钱　中川朴八分　建泽泻三钱

赵左，从来滞下无不本于湿热，久泻久痢，无不伤乎脾肾。脾伤则不运，是以痰气凝结，故胸满，肾伤则封藏不固，是以虚大上循，故口糜，按右脉关尺弦清沉，左部有力，阅前方论治之法，胃火宜清，尤须不碍脾阳，脾湿宜运，尤须不损肾阴，最中肯綮，宗此立法，庶几标本兼顾。

上洋参三钱　甜广皮一钱　生甘草五分　真珠粉三分冲　云茯苓三钱　大白芍三钱　鲜藿斛四钱　川贝母三钱　大地栗五个　真川连五分　粉桔梗一钱　淡海蜇五钱

萧左，痧已退，热不解，气急咳嗽，下痢赤白，饮食不进，已成噤口。

南北沙参各二钱　大麦冬三钱　炒银花三钱　赤芍苓各二钱　焦神曲三钱　大豆卷三钱　白桔梗钱半　黑地榆二钱　光杏仁三钱　嫩前胡钱半　福泽泻钱半　鲜荷蒂一枚

刘左，诊脉虚数，久痢未已，封固惫矣，法宜堵截阳明，仿仲景桃花汤合六君子意。

赤石脂四钱（包）　云茯苓三钱　新会皮一钱　冬术三钱　西砂仁八分　炮干姜八分　禹余粮六钱　潞党参三钱　炒白芍二钱　陈米一撮荷叶包

胡左，今秋血痢，皆属伏火阻遏三焦气机，酸腹痛后重不爽，宜通因通用法。

细川连四分　花槟榔钱半　连翘壳钱半　淡条芩钱半　银花炭钱半　广郁金钱半　酒制军钱半　丹皮炭钱半　赤茯苓三钱

李左，湿浊沉着下焦，痢经二月，用苦降坚阴法。

黄柏炭钱半　白头翁三钱　地榆炭三钱　北秦皮三钱　樗根皮三钱　泽泻炭三钱　薤白三钱　白扁豆三钱

赵左，痢久邪留，历经攻荡止涩，少腹痛甚，纯痢血水无粪，腰下疼痛，此乃厥阴协热下痢，当宗苦降，佐以辛散。

白头翁钱半　西秦艽钱半　黑防风一钱　北秦皮钱半　黑地榆二钱炒　甜广皮钱半　黄柏炭一钱　炒车前三钱　焦白术钱半　升麻三分同炒　黑茴香钱半　藕肉二两

郑左，腹痛下痢，乃湿伤脾，痢久而秽腐之气上攻于胃，致饮食不进，但补之太早，余邪蕴于肠胃，所以不饥不纳，脉左弦数，右滑大，系胃中湿痰积滞，法当和胃理气，疏肝清热。

川雅连一钱　莱菔子三钱　陈广皮钱半　杭白芍钱半　细青皮钱半　制半夏三钱　江枳实钱半　炒枯芩钱半　白扁豆三钱

丁左，起由身热，近今滞下半月，食物不纳，汤饮稍下，即呛逆作呕，肺胃两伤，显然如绘，每日热痢，夜间尤重，所下皆肠胃脂膏，不食又为噤口，证重，毋勿。

上川连一钱　淡姜渣四分　生白芍钱半　炒黄芩三钱　粉甘草三分　川贝母三钱　石莲肉三钱　白桔梗一钱　香蒿梗钱半　荷叶梗一钱　老苏梗二钱

李右，少腹胀痛，便利白冻，滞下不爽，至夜更剧，痛热尤甚，脉迟细，舌苔白厚，显系寒湿内阻，肠胃之气不和而然，姑拟温中化湿。

煨葛根二钱　上肉桂四分　杭白芍三钱　吴萸四分同炒　煨益智二钱　川厚朴五钱　赤茯苓三钱　煨木香一钱　青陈皮各一钱　温六散五钱（包）　姜半夏三钱　薤白头三钱　连

须葱白头五枚

王左，据述病痢经月，屡治未见松机，良由操劳太过，昼受炎蒸，夜逢风露，兼以口腹不节，致伤脾胃，阳和乏化，以致暑湿食滞，纠集为伍，三者合而为一，竟成大积，壮者气行则愈，怯者着而成病，从六腑而泄者易散，从内脏而痢者其病深矣，阅前所服诸方，虽均为合度，竟至顽疲不应，恐中脘暑滞，尚有未尽之机耳，拟苦渗宣化消滞为法。

川厚朴八分　焦山楂钱半　扁豆花三钱　真雅连四分　炒白芍钱半　云茯苓三钱　炒枳实钱半　薏米仁五钱　香谷芽三钱　鲜稻叶一札

孔左，自痢转泻者为病轻，自泻转痢者为病深且重也。刻诊脉来右细数，左关滑，其证虽虚，寒湿蕴于太阴，以致每痢必痛，痛则必痢，睹此情状，调治最难，攻则必伤正，补则邪愈恋，此等处如两军对垒，一胜必有一负，介于两难之间，再三考虑，只惟寓攻于补之中，寓补于攻之外。拟以温运化湿扶正为法。

潞党参三钱　冬术钱半　福泽泻三钱　炒红曲钱半　中川朴八分　当归炭二钱　枳实钱半　赤白芍各钱半　安桂三分　扁豆花三钱　白茯苓三钱　伽南香五分磨冲　金银花钱半　炙鸡金三钱

金左，痢正止而不食，准头四肢皆冷，脾肾败矣，无能为也，考古治法，补先天之气，莫如附子，培后天之本，莫如人参，参附汤所由立名也，诊此病与法相符，俾得胃能醒豁而肢皆温，冀可稍得延绵。

别直参三钱　炮姜五分　云茯苓三钱　制附片八分　乌

梅炭钱半　炒白芍三钱　土炒於术三钱　炙甘草四分　陈仓米一撮荷叶包

孔左，噤口血痢，已延月余，少腹微痛，后重不爽，腰痛足酸，谷纳若废，气少微嗽，脉数舌黄，湿热黏滞气机而然也。

川黄柏钱半　赤猪苓各三钱　银花炭三钱　左秦艽钱半　陈佩兰二钱　丹皮炭三钱　广藿梗二钱　香连丸八分吞　飞滑石五钱　红曲钱半同研　侧柏叶一两　藕节三个

二诊：前方服三剂，颇觉平稳，黄苔亦化，余证略松，秋冬肃杀将届，宜略加升提法，冀其邪透正安。

菟丝饼三钱　红神曲各三钱　防风根钱半　煨厚杜仲三钱　谷麦芽各三钱　荆芥炭三钱　丹皮炭三钱　京菖蒲钱半

三诊：血痢已止，湿热未除，遍体骤发瘖瘰，腹痛如刺，拟苦寒淡渗。

细川连四分　西赤芍三钱　广郁金二钱　酒炒芩钱半　块滑石五钱　佩兰叶三钱　川黄柏钱半　杏苡仁各三钱　青蒿叶三钱　福泽泻三钱　薄荷叶钱半

四诊：诸证悉平，谷纳知饥，拟悦脾化湿。

白扁豆三钱　怀山药三钱　杏苡仁各三钱　福泽泻三钱　猪赤苓各三钱　川黄芪钱半　炙鸡金二钱　炒白术钱半　绿豆衣二钱

许左，先疟后痢，脾病及肾，五更便泄，下痢红腻，过劳益甚，腹中微痛，肢冷背寒，脉虚弦，苔白腻，久延有肾泄之患，扶土佐以温升，宗虚者补之，陷者举之大义。

鹿角霜三钱　补骨脂三钱　炙绵芪三钱　菟丝子三钱

煨木香八分　炙升麻一钱　炒怀药三钱　焦白术钱半　炮干姜一钱　大白芍钱半　桂心四分炒　炒潞党三钱

二诊：投温升脾肾，扶火升土，赤痢稍减，腹痛后重亦稀，惟脉来迟细，舌苔白腻，肢冷畏寒，面白无华，形神困乏，盖痢久脾肾阳衰，督脉空虚，再予温升固摄，静养益调，方许获效。

大熟地八钱　制附片八分　二泉胶三钱　蒲黄三钱同炒　潞党参三钱　焦白术钱半　炙绵芪三钱　罂粟壳三钱　大白芍三钱　桂心四分煎炒　炙升麻一钱　煨木香一钱　补骨脂三钱　炮干姜一钱　鹿角霜二钱　归身炭三钱　煅牡蛎八钱　西砂仁一钱　龙眼肉七粒

三诊：迭进温升脾肾，赤痢大减，腹痛后重悉愈，纳谷加增向吉，惟阳维气弱，表虚失于外固，营卫两亏，寒热夜发，或作或止，脉虚形怯，兼与扶阳益阴，温养奇督。

鹿角霜三钱　炒潞党三钱　炮干姜一钱　仙灵脾三钱　潼沙菀三钱　土炒於术二钱　补骨脂三钱　罂粟壳三钱　归身炭三钱　炙绵芪三钱　菟丝子三钱炒　炙升麻一钱　大熟地一两　附片八分　煨木香一钱　石莲子三钱　大白芍三钱　桂心五分同炒

周左，肝脾肾均衰，面浮足肿，纳谷若废，所纳频作泛呕，心神嘈杂懊侬，经延半载有余，酿成腹痛滞痢不爽势虑噤口。

大腹皮二钱　炒枳壳钱半　福泽泻三钱　青陈皮各一钱　细菖蒲八分　煨木香一钱　川厚朴一钱　连皮苓五钱　焦楂曲各三钱　金铃皮八分　木猪苓五钱　老姜皮五分

欧左，下痢呃逆，两足彻冷，两脉虚微，此火衰于下，土虚于中，因之升降失常，而输泄无度，饮食所生之津液不能四布，而反下泄，当大温补，以恢复元气，拟桂附理中汤。

川桂枝八分　炮姜炭一钱　炙甘草八分　熟附片钱半　潞党参三钱　土炒白术三钱

（原载中医杂志1959年2月号）

陈受清医案

本省浦江县人民医院老中医陈受清先生，现年八十二岁，有六十年以上临床经验，兹选录先生近年门诊医案数则，以见一斑。

戴木火，男，56岁，一街。

右脉虚弱，左脉更虚，肌肉消瘦，纳食不思，形容憔悴，症在危笃，无方议方，用消补兼施，佐以化痰理嗽。

文元参三钱　白芍一钱半　川朴二钱　浙贝二钱　当归二钱　仙半夏二钱　橘络二钱　杏仁二钱　枳壳一钱　甘草一钱

二诊：肾虚肺燥，虚火上炎，咽痛、口生白糜，痰多食少，脉沉迟，治宜滋肾润肺化痰。

熟地六钱　怀牛膝二钱　当归三钱　丹皮三钱　射干一钱半　酒白芍二钱　怀山药二钱　茯苓二钱　浙贝二钱　麦冬三钱　山萸肉三钱

三诊：舌绛脉弱，瘖不成瘵；胃气渐开，痰嗽减轻大半，拟养阴扶中理嗽。

文元参三钱　百合二钱　石莲肉三钱　酒白芍一钱半　阿胶一钱半　茯神三钱　橘络二钱　甘草一钱　当归三钱

四诊：案列前方不叙，仍照原法加减，再服培中养血数剂而痊。

柯春月，女，31 岁，百货公司

左脉虚弱，肝肾两虚，腰痛流白。肾为先天之源，肝为藏血之宝，耳鸣、目花、腰痛，均属肾虚居多，治宜滋肝填肾，佐以治带。

熟地六钱　杜仲四钱　怀牛膝三钱　当归三钱　炮姜一钱半　椿根皮三钱　酒白芍二钱　安南桂一钱　文元参三钱　丹参三钱　木香一钱　炙甘草一钱（二剂）

复诊：案列前方不赘，仍宗原法损益。

熟地八钱　杜仲三钱　当归三钱　炮姜二钱　酒芍二钱　安南桂一钱　丹参三钱　椿根皮三钱　怀山药二钱　茯苓二钱

三诊：前服滋肝填肾治带之剂，腰痛虽较瘥，而带下仍照旧，拟淡渗利窍，佐以止带。

石莲肉三钱　杜仲四钱　米仁三钱　牛膝三钱　怀山药三钱　椿根皮三钱　芡实二钱　枣仁二钱　炙黄芪四钱　远志二钱（二剂）

四诊：脉弱腰痛，流白日久，仍宗前法。

石莲肉三钱　熟地六钱　怀山药三钱　文元参三钱　芡实二钱　炙黄芪三钱　米仁三钱　椿根皮三钱　茯苓二钱　杜仲三钱

五诊：腰痛流白，愈而复发，肝肾不足，前服逍遥散加减较瘥，仍宗前法增损。

当归三钱　焦白术二钱　芡实三钱　酒白芍二钱　文元参三钱　杜仲四钱　柴胡二钱　椿根皮三钱　怀山药二钱　茯苓二钱　炙黄芪二钱　续断二钱

陈球花　炉宅

据述四肢麻痹，行动不能自如，左手足重，右手足较轻，其风寒入于经络骨节。起初时痛，今时不痛，治宜养血扶中通经畅络。

当归三钱　木瓜一钱半　酒白芍二钱　怀牛膝二钱　川芎一钱半　焦白术一钱　丹参三钱　陈皮一钱　桂枝一钱　甘草一钱

二诊：脉虚舌绛，气血不足，四肢不举，风寒入于经络、骨节治宜扶中养血。

文元参三钱　川芎一钱　於术一钱半　酒白芍一钱半　当归三钱　怀牛膝二钱　熟地六钱　桂枝一钱　木瓜二钱　威灵仙一钱

三诊：据述服扶中养血祛邪二剂较瘥，仍宗前法加减。

丹参三钱　细辛四分　熟地八钱　於术一钱半　怀牛膝三钱　当归四钱　桂枝一钱半　川芎二钱　威灵仙一钱半　五加皮二钱　米仁三钱

四诊：案列前方不叙，仍照原法加减。

熟地八钱　木瓜二钱　川芎一钱半　桂枝一钱　当归三钱　怀牛膝二钱　酒白芍一钱半　鹿角胶一钱半

蒋梦奎，男，33 岁，机关学校。

肠红下血，由于肝不藏血，脾不统血。经谓阳络伤则血外溢而吐衄，阳络伤则血内溢而便溺，治宜疏肝和脾。

柴胡一钱半　炙黄芪三钱　香附二钱　归身三钱　於术二钱　地榆二钱　陈皮一钱　荆芥一钱半　升麻一钱　甘草一钱

复诊：案列前方不叙，仍宗原法加减。

黄芪三钱　荆芥一钱半　归身三钱　升麻一钱　地榆二钱　酒白芍二钱　柴胡二钱　炮姜二钱　广皮一钱　於术二钱　甘草一钱

三诊：肠红服疏肝和脾较瘥，仍照原法加减调治。

文元参三钱　柴胡一钱半　於术二钱　甘草一钱　炙黄芪三钱　归身三钱　茯苓三钱　炒地榆二钱　升麻一钱　炮姜一钱　陈皮一钱

四诊：服培中养血益气止带数剂，较瘥大半，治再健脾养血。

文元参三钱　姜半夏二钱　於术二钱　补骨脂二钱　茯苓三钱　米仁三钱　陈皮一钱　石莲肉二钱　地榆二钱　安南桂一钱

五诊：中气犹虚，再拟培中养血，辛温调气。

於术二钱　地榆三钱　石莲肉三钱　补骨脂二钱　怀山药三钱　炙黄芪三钱　炮姜二钱　茯苓二钱　姜半夏三钱　广皮一钱

楼松鹤，女，33 岁，下竹园村。

脉细弱，苔微腻，头面四肢浮肿，气息喘急，小溲短赤，腹中肿胀，治宜扶脾理湿、辛温化气。

於术二钱　五加皮三钱　当归四钱　大腹皮二钱　茯苓三钱　干姜一钱半　米仁三钱　淡附片二钱　桑皮二钱　安南桂一钱半

复诊：肿胀较宽，小溲较长，脾胃肾三脏均虚，脾不制水，肾不行水，肺不化水，以致肌肉浮肿，气息喘急，治宗前法加减。

於术二钱　大腹皮二钱　五加皮二钱　苍术一钱　米仁三钱　安南桂一钱　当归五钱　茯苓皮三钱　淡附片一钱半　广皮一钱　桑皮二钱　加老姜皮一钱

三诊：脉转洪滑，腹中较宽，胃气渐开，小溲较长，拟扶脾宽中，兼利湿清热。

於术二钱　当归三钱　苍术一钱半　白芍二钱　茯苓三钱　猪苓一钱　泽泻二钱　炒栀子二钱　腹皮二钱　川朴一钱

四诊：案列前方不叙，仍照原法损益。

於术二钱　大腹皮二钱　苍术一钱半　五加皮二钱　茯苓二钱　猪苓一钱　当归二钱　米仁三钱　焦栀二钱　车前一钱（服后病愈）

朱金氏，女，58岁，五街。

脉虚苔厚，气血衰弱，纳食减少，由命火衰微不能生土，以致消化不良，大便燥结六七天不解，腹痛呕吐，完谷不化，势成反胃，症在危笃，暂议养血以滋润肠胃，使大便通调。

当归五钱　安南桂五分　甘草一钱　白芍二钱　首乌三钱　文元参三钱　丹参三钱　阿胶二钱　百合三钱　橘红一钱

复诊：脉弱苔厚，中气虚寒，寒气滞于中脘，浊气上逆，治宜温中调气化滞。

苍术一钱半　广皮一钱　干姜一钱　甘草一钱　姜半夏三钱　党参三钱　安南桂一钱　茯苓三钱　楂肉二钱　淡附片二钱

三诊：服温中调气化滞较瘥，仍宗原法损益。

苍术一钱半　茯苓二钱　淡附片二钱　石莲肉三钱　米仁三钱　丹参三钱　干姜一钱　姜半夏二钱　文元参三钱　安南桂一钱

四诊：再拟扶脾温中调胃，少佐养血。

於术一钱　文元参二钱　茯苓二钱　米仁二钱　苍术一钱半　淡附片二钱　丹参三钱　姜半夏二钱　安南桂一钱　广皮一钱　干姜一钱

黄祖法，男，23岁，塘后坤。

舌燥无津，脉象洪实，湿热内发，表里俱热，头痛身痛，不恶寒反恶热，无汗，神气不爽而烦渴，治宜麻黄杏仁甘草石膏汤加味。

麻黄一钱　杏仁二钱　甘草一钱　石膏五钱　潞党参三钱　粳米三钱

复诊：服药后身凉汗出神清，治宜和养。

党参三钱　当归三钱　白芍一钱半　银花一钱　甘草一钱　丹皮二钱

杜世义，男，26岁，少岭脚。

滞下将近三月，脾肾均虚，腹中作痛肠鸣，暂议四神丸加味。

吴茱萸　肉豆蔻　五味子　安南桂　桂枝　破故纸

复诊：脉虚苔白腻，服四神丸加味较瘥，拟宗原法加味。

吴萸　苍术　五味子　陈皮　茯苓　泽泻　破故纸　肉蔻仁　安南桂　干姜

三诊　中气虚寒，运化失司，腹中闭滞，拟温中扶脾，燥湿行气。

文元参　安南桂　吴萸　甘草　於术　茯苓　五味子　干姜　肉豆蔻　破故纸

四诊：病状较轻，元气未复，治宗前法损益。

文元参　干姜　破故纸　於术　米仁　吴萸　怀山药　当归　炙甘草

毛祖荣，男，64岁，荷花塘。

苔薄脉弱，正气已虚，腹中胀满，两脚肿大而厥，已成水臌。气急面浮，症在危笃，拟方以消补兼施，佐以辛温利湿，宽中下气。

文元参三钱　当归四钱　桂枝一钱半　安南桂一钱　於术一钱半　米仁三钱　淡附片二钱　楂肉三钱　广皮一钱　苍术一钱半　大腹皮一钱半　细辛五分　冬瓜皮三钱

二诊：脉仍细弱，正气虚衰，服消补兼施，大便较顺，腹中颇宽，肿胀发生，不能速痊，拟宗前法损益。

文元参三钱　当归三钱　淡附片三钱　安南桂一钱半　於术一钱半　米仁三钱　木香一钱　干姜一钱　苍术二钱　腹皮二钱　细辛五分　冬瓜皮三钱　茯苓三钱　生姜皮二钱

三诊：苔色虽和而脉细弱，腹中较宽，口内多吐痰涎，由于中州不运，阴水泛流，坎藏无阳，层冰内结，系脾肾两衰，拟先辛温健脾，消滞宽中。

文元参三钱　淡附片四钱　茯苓三钱　於术一钱半　干姜一钱半　泽泻二钱　苍术二钱　安南桂一钱半　细辛五分　米仁三钱　冬瓜皮三钱　生姜皮二钱

四诊：服辛温扶脾、养血宽中剂，腹中已宽，但其脉细，拟金匮肾气以填其肾阴，二方间剂服法。

熟地六钱　怀山药三钱　车前子二钱　丹皮二钱　茯苓

二钱　牛膝三钱　萸肉二钱　泽泻二钱　淡附片四钱　安南桂一钱

五诊：服辛温健脾与填肾阴二方间剂服法已四剂，腹中较宽，小溲较长，有时如健康时一样；但年迈体弱，不能速痊，仍议温中补助运化；滋填肾阴以开胃关，使其通调水道。

熟地八钱　车前子二钱　淡附片四钱　怀山药三钱　丹皮二钱　牛膝三钱　安南桂一钱半　泽泻二钱　萸肉二钱　茯苓二钱　细辛五分

（原载浙江中医杂志1959年9月号）

黄星楼医案

刘永成　整理

黄星楼先生有三十五年的行医历史，因忙于应诊及传授学徒，极少写作。兹选其完整的方案数则，以供同道参考。

喉痧

张莲芳，女，9岁。

初诊：发热七八天，痧子透露三日，体温38℃，音嗄喘吼，心跳胃痛，身疼，口渴，不食，小便黄，大便黑，昼夜少寐，脉数，舌尖红，体温虽不太高，但肺胃火邪内炽，治拟清解。

生石膏八钱　地骨皮三钱六分　银花三钱六分　青竹茹三钱六分　淡黄芩二钱　肥知母二钱四分　沙参三钱六分　青竹叶二十片　桑皮叶各三钱六分　大连翘三钱六分　赤芍二钱四分

二诊：午后检温37℃，仍阵咳气喘，面部乍赤，忧懊不食，小便黄红，大便黑，音嗄未复，此痧火郁于肺胃所致，方后喘平为安。

桑皮叶各三钱六分　淡黄芩二钱四分　淡竹茹三钱六分　赤苓三钱六分　地骨皮三钱六分　生甘草一钱八分　大连翘三钱六分　鲜枇杷叶三片（去毛）　苦杏仁三钱六分　炙白前二钱四分　知贝母各三钱六分

三诊：痧子透后，气息喘促，乃火邪伤肺，肺不宣达，上壅作喘，两法以泻白散加味，喘平十之八九，时仍咳嗽，音嗄未复，咽喉肿亦属肺中风热未楚，再方理之。

桑皮叶各三钱六分　嫩射干一钱八分　苦杏仁二钱四分　淡竹茹三钱六分　葶苈子一钱二分　粉丹皮一钱八分　紫花地丁三钱六分　粉草一钱二分　紫菀二钱四分　象贝母二钱四分　山豆根二钱四分

四诊：服前方咳嗽渐稀，音嗄渐复，咽痛渐轻，再方廓清余邪。

紫荆皮二钱四分　苦桔梗一钱八分　蒸百部二钱四分　北沙参三钱六分　净蝉衣一钱八分　嫩射干一钱八分　挂金灯七粒　青竹茹三钱六分　大贝母三钱六分　赤芍二钱四分　板蓝根三钱六分

湿热

丁美周，男，29岁。

初诊：湿热内蕴，风寒外加，遂为寒热往来，有汗不解。今寒罢头眩痛，口干，睡中幻梦纷纭，小便赤，苔薄黄，检温38.4℃，拟清化法。

大豆卷三钱六分　大连翘三钱六分　淡竹茹三钱六分　佩兰二钱四分　淡黄芩一钱八分　赤苓神各三钱六分　西茵陈三钱六分　灯心五分　冬桑叶三钱六分　益元散三钱六分　象贝母二钱四分　竹叶二十片

二诊：昨以清化之法，小便黄浑，头部昏眩多而痛少，夜半后仍有幻梦。因湿热郁蒸，胃中不和，而神不宁，所谓胃不和则卧不安也。检温37℃，苔仍薄黄，果能湿化热清，诸病自安。

黄芩一钱八分　夏枯草三钱六分　甘菊一钱八分　佩兰叶一钱八分　西茵陈三钱六分　大连翘三钱六分　竹茹三钱六分　灯心五分　赤苓神各三钱六分　广皮一钱八分　冬苡仁各三钱六分　明天麻一钱二分

三诊：检温37.2℃，苔薄黄，口淡而甜，头昏夜分较甚，睡中仍有梦，唇之四围现有焦斑。所以然者，脾胃中湿热未清，郁蒸未已，只要去邪，不必安神。

法半夏一钱八分　夏枯草三钱六分　贝母二钱四分　通草一钱八分（檀香五分拌）　赤苓神各三钱六分　生山栀一钱八分　广皮二钱四分　谷芽三钱六分　石菖蒲一钱二分　佩兰梗一钱八分　竹茹三钱六分　朱灯心五分

四诊：体温正常，小便渐淡，脉来平静，头部亦较清醒，拟方善后。

北沙参三钱六分，茯神三钱六分　夜交藤三钱六分　大麦冬三钱六分　焦神曲三钱六分　佩藿梗各一钱八分　生枣仁三钱六分　白扁豆三钱六分　苡仁三钱六分

胃脘痛

刘松银，男，25岁。

初诊：素来肌色虽黄，身体尚健，近因胃脘隐隐作痛，食后并不作阻，乃胃中气血凝滞之故。

紫丹参二钱四分　砂仁衣五分　生乳没二钱四分　山栀一钱八分　青广皮三钱六分　制香附三钱六分　元胡索三钱六分　川乌药一钱八分　广郁金一钱八分

二诊：昨以治血止痛之法，脘痛略减。胃经多气多血，一有凝滞堙塞，则中脘不通而痛生矣，所谓通则不

痛也。

紫丹参二钱四分　元胡索三钱六分　川乌药一钱八分　白檀香五分　五灵脂三钱六分　砂仁衣五分　当归二钱四分　焦谷芽三钱六分　生蒲黄二钱四分　生乳没二钱四分　香附二钱四分

三诊：胃痛已除，间有嗳气，欲食不多，再方理之。

旋覆花二钱四分（包）　佩兰二钱四分　砂仁八分　炙内金二钱四分　制香附二钱四分　陈皮一钱八分　甘松二钱四分　佛手柑一钱八分　归须一钱八分

湿热下痢

严锦章，男，30 岁。

初诊：湿热蕴郁肠胃，时邪外侵肌表，以致寒栗，热壮不为汗衰，大便日十余次，内夹红粘丝，腹部阵痛，咳嗽，口渴，胸闷不食，头痛，溲赤，脉滑小，检温 39.9℃，方以疏化退热。

香豆豉一钱八分　炒枳壳一钱八分　南楂肉三钱六分　赤苓三钱六分　苦桔梗一钱八分　炙前胡一钱八分　青广皮三钱六分　制香附三钱六分　薄荷叶一钱八分　淡黄芩一钱八分　炒红曲三钱六分　佩藿梗各三钱六分

二诊：昨药后表邪已解，检温 37℃，胃未思纳，腹部作痛，更衣频数，脓血夹杂，味秽无粪，此湿热阻滞肠胃，因触感而起，属伏气之例。

焦楂肉三钱六分　元胡索三钱六分　青广皮三钱六分　佩藿梗各三钱六分　莱菔子二钱四分　石菖蒲一钱二分　炒枳实一钱八分　焦谷芽三钱六分　炒红曲三钱六分　生明乳香一钱

八分　炒白芍二钱四分

三诊：胃展思纳，下利脓血已减，腹痛亦松，时有作咳，湿热胶滞肠胃，复因外邪侵肺所致，以原方损益。

光杏仁二钱四分　佩藿梗各三钱六分　焦麦芽三钱六分　粉丹皮一钱八分　炙前胡二钱四分　元胡索三钱六分　银花三钱六分　焦楂肉三钱六分　炒红曲三钱六分　制香附三钱六分　枳实导滞丸三钱六分

温邪夹饮

许金凤，女，52 岁。

初诊：恙延一月之多，恶痰黏韧，日夜有五六次，口苦身倦，怏懊不思食，脉来沉小，苔腻白兼淡黄，检温 39℃，此乃胆胃郁热，浊邪稽而不行，未可轻视。

杏苡仁各三钱六　薄橘红一钱八分　白蔻仁八分　冬瓜仁四钱八分　嫩射干一钱八分　西茵陈三钱六分　制半夏一钱八分　石菖蒲一钱二分　象贝母三钱六分　佩兰梗一钱八分　海浮石三钱六分　玉枢丹一粒

二诊：温邪夹浊饮，今延一月之多，体温时升时降，呕吐次减，仍纯痰水，大便转溏，舌苔腻厚。叶天士云：温邪大便溏为邪未清，慎理以免生枝。

杏苡仁各三钱六分　西茵陈三钱六分　佩藿梗各三钱六分　冬瓜仁三钱六分　白蔻仁八分　白芥子八分　清半夏一钱八分　大腹皮三钱六分　薄橘红一钱八分　嫩射干一钱八分　块茯苓三钱六分　玉枢丹一粒

三诊：午后体温 37.8℃，脉仍沉小，舌苔厚浊堆满，呕吐痰涎不止，身痛胃钝纳少，大便不实，延今日久，以温邪浊饮互郁中焦纠缠不已，再方治之。

杏苡仁各三钱六分　焦神曲三钱六分（包）　佩兰梗一钱八分　玉枢丹一粒　冬瓜仁三钱六分　旋覆花二钱四分（包）　焦谷芽三钱六分　白蔻仁八分　薄橘红一钱八分　佛手花一钱八分　清半夏一钱八分　晚蚕沙二钱四分　炒苍术一钱八分

按：四诊，五诊时，兼有肋痛及腹痛，处方仍以化浊为主，稍佐理气。

六诊：午后检温 36.2℃，询得肋部撑痛腹痛均松，仍然呕吐痰涎甚多，心中懊侬，口腻，舌苔腻垢，已延四十天，此浊饮与温邪纠缠不已，故难减退。

杏苡仁各三钱六分　佩兰一钱八分　焦楂肉三钱六分　皂角子一钱八分　西茵陈三钱六分　制半夏一钱八分　白苍术各三钱六分　海蛤粉三钱六分　生枳实一钱八分　薄橘红一钱八分　赤苓三钱六分　藿香一钱八分　涤饮散三钱六分　焦谷芽三钱六分

七诊：舌苔渐疏，白痦现而复还，仍然呕吐痰涎盈盂，腹痛，矢气反松，检温 39.2℃，今已四十三天，都由伏气太深，再延非所宜，尽力订方希候明正。

杏苡仁各三钱六分　西茵陈三钱六分　路路通三钱六分　涤饮散三钱六分　白蔻衣八分　制半夏一钱八分　陈香橼皮一钱八分　嫩射干一钱八分　佩兰一钱八分　紫根朴八分　旋覆花二钱四分（包）　丝瓜络二钱四分　冬瓜仁三钱六分

八诊：便泄已止，检温 38.5℃，舌苔板厚，呕吐痰涎不已，腹疼有起落，今有四十八天，所以然者，因伏邪蕴酿成浊饮加之肝木横恣犯胃压脾，败象虽然未露，明正不胜邪，岂不可虑！

冬苡仁各四钱八分 陈胆星一钱二分 生赭石三钱六分（轧，先煎） 赤苓三钱六分 青蒿梗三钱六分 左金丸五分 生明乳香一钱八分 路路通三钱六分 制半夏一钱八分 元胡索二钱四拌 佩兰梗一钱八分 小木通一钱八分 川楝子三钱六分 炒香枇杷叶三片去毛

九诊：呕吐痰涎已减，小腹阵痛，痛则难受，时有汗泄，舌苔渐疏，脉滑小，检温37℃，其热虽退而浊饮未楚，气又郁滞厥阴本经，再方理之。

制半夏一钱八分 旋覆花二钱四分（包） 制香附三钱六分 川楝子三钱六分 生赭石三钱六分 陈香橼皮三钱六分 砂仁衣五分 广郁金一钱八分 左金丸五分 路路通三钱六分 元胡索二钱四分 佩兰梗一钱八分 莱菔子一钱八分 枇杷叶三片炒香

十诊：呕吐渐平，痰涎将尽，舌苔前退后乃有一块未松，惟时而腹部肋撑，检温37.2℃，由于湿热未楚，肝气横逆之故，大险虽过，尚须慎理。

紫苏旁枝一钱八分 元胡索二钱四分 广郁金一钱八分 降香屑八分 研白苏子一钱八分 川楝子三钱六分 代代花一钱二分 青广皮三钱六分 旋覆花二钱四分（包） 生乳香一钱八分 生麦芽三钱六分 佩兰梗一钱八分 瓜蒌仁三钱六分 鲜金橘叶八片

按：十一诊后以调肝和胃为主，并嘱多多休养。

肿胀

纪王氏，54岁。

肺气虚弱，加之肝肾之气不摄，胸宇闷胀，小有劳则气不接续，心中作乱，卧寐不能左右偏侧，正偃亦复

不安，面浮肢痛，脉大苔厚，拟方补助气血。

当归身一钱八分　怀牛膝一钱八分　叭杏仁三钱六分　沉香一分　白茯苓三钱六分　五味子一钱二分　大远志一钱八分　嫩桑枝尖三钱六分　净萸肉三钱六分　广皮一钱八分　法半夏一钱八分

二诊：咳嗽痰多，心中作乱，口苦，面浮，肢疼，胸闷，劳动气辄急促，腹笥胀满，舌苔厚白。症情肺脾皆虚，水湿不化而成痰，肝肾之气不摄而外脱，调治颇费神思。

叭杏仁三钱六分　法半夏一钱八分　炒冬瓜皮三钱六分　薏苡仁三钱六分　五味子一钱二分　广皮一钱八分　淡木瓜一钱八分　生麦芽三钱六分　白茯苓三钱六分　大远志一钱八分　络石藤二钱四分　济生肾气丸三钱六分（同煎）

三诊：脾胃虚弱，浊热停积，肝肾之气不摄，上浮于肺，痰壅络瘀，咳嗽气急，不能安枕，面足发浮，腹部胀硬，口不苦而甜，胸闷食少，矢气频仍，神疲呓语，小便乍红，带下较多，舌苔腻白。此属虚中夹实，慎勿轻视。

法半夏一钱八分　当归须一钱八分　车前子二钱四分　广皮一钱八分　生鸡内金一钱八分（打碎）　莱菔子四分同拌　炒冬瓜子皮各三钱六分　西砂仁五分　天仙藤三钱六分　炙前胡一钱二分　浙苓皮三钱六分

四诊：腿肿较松，面浮腹胀如旧，大便不多，小便老黄，咳嗽有痰，不能侧卧，又不能正偃，动则气不接续，口甜苔腻。盖胀皆在膈膜三焦肠外之间，虽由本虚终成标实，慎勿温补，有形以通络为君。

法半夏一钱八分　当归须一钱八分　天仙藤三钱六分　炒冬瓜子皮三钱六分　广皮一钱八分　泽兰梗三钱六分　大白芍二钱四分　郁李仁二钱四分　大远志一钱八分　通草一钱二分　苓皮三钱六分　赤豆三钱六分

五诊：面腿浮又减退，腹部胀硬渐松，舌苔渐化，大便较畅，小便较多，喉中不时痰鸣，卧寐不能安枕。夫无形之胀多由气却，有形之胀多由邪滞。

法半夏一钱八分　当归须一钱八分　梗通草一钱二分　嫩射干一钱八分　大远志一钱八分　广郁金一钱八分　泽兰梗三钱六分　金铃皮三钱六分　桑白皮二钱四分　茯苓神各三钱六分　旋覆花一钱八分（包）　赤小豆三钱六分

六诊：连药以来，腿浮先退，腹部胀硬亦减其半，并可侧右而卧，精神较振，惟喉中时有痰鸣，面浮头昏右目难过有泪，小便黄赤，舌苔腻白脉弦，总因风阳上扰，湿热陈积，巅顶膜络皆有病矣。

桑白皮二钱四分　薏苡仁三钱六分　炙白苏子一钱二分　广皮一钱八分　旋覆花一钱八分　佛手花八分　车前子三钱六分　滁菊花一钱八分　福泽泻二钱四分　当归须一钱八分　生麦芽三钱六分　陈香橼一钱八分

七诊：枢机不转，经络不通，水乃不行，渗泄皮肤，致面腿浮肿，腹笥胀满发硬，咳嗽气急，喉中痰鸣，药来势渐消退，苔乃腻，奈病根未除使然，拟小半夏加茯苓合五子五皮法，希能就松（按七诊略）。

法半夏一钱八分　香附子一钱八分　白蒺藜三钱六分　当归须一钱八分　白茯苓三钱六分　砂仁六分　汉防己三钱六分　冬瓜子皮各三钱六分　炒葶苈八分　莱菔子一钱二分　五加

皮三钱六分　广皮一钱八分

按：八诊、九诊均略。

十一诊：肝气不疏则郁而为火，肺气不肃则液郁而为痰，脾气不达则滞其枢机，三气皆愆，愆则邪留着而为病，病锢则水聚膜络，遂成肿胀，近来不辍调治，又渐轻减，时仍咳痰，胸闷，舌苔腻，肺脾两伤所致。

紫苏叶一钱二分　生牡蛎四钱八分　川楝子三钱六分　炒枣仁二钱四分　桑白皮三钱六分　焦神曲三钱六分　梗通草一钱八分　炒冬瓜子皮三钱六分　旋覆花一钱八分（包）　生麦芽四钱八分　白茯苓四钱八分　生姜皮三分　鲜茅根三钱六分　鲜枇杷叶三钱六分

按：十二诊起逐步向愈，十三诊，十四诊肿胀全消。用药不离肝肺脾胃四经。十五诊：诸症皆愈，拟方善后。

炒白术三钱六分　苡仁四钱八分　白茯苓四钱八分　炙内金三钱六分　款冬花二钱四分　焦神曲四钱八分　炒党参一钱八分　山药四钱八分　炒枳壳二钱四分

（原载中医杂志 1958 年 9 月号）

贺季衡医案

毛自维　整理

江苏丹阳县已故名医贺季衡先生，学识渊博、经验丰富。行医四十余年遗留医案甚多，未曾整理，兹选录数则如后。

偏中风

张一新，男，57岁，常熟人，1930年5月18日。

偏中已久，右手足木肿不能自用、舌强言謇，舌根左右高突，无故自笑，两太阳穴筋胀作痛，须际蠕痒搔之起瘟，痰质粘厚不易咯出，切脉弦细而滑，两尺濡软小数，舌苔腐白。心肾久亏、风阳扰动痰浊所致。辛温固非所宜，苦寒亦非其时，仿古人轻可去实用意。

冬桑叶一钱半　橘皮络八分　川贝母二钱　刺蒺藜四钱　明天麻一钱　炒僵蚕二钱　生石决明一两　杭菊炭二钱　竹沥半夏二钱　远志肉一钱半　炒竹茹一钱半　灯心十茎朱染

按：前方服两剂复诊，头昏两太阳穴胀痛较减，大便三日未通，略参增液意通府，未服大便自行。

三诊：五月二十一日。

大便自通，两太阳穴胀痛见退，言语较清晰。据此见端，风阳就潜，心脾顽痰渐化之象。

生石决明二两　明天麻一钱　竹沥半夏二钱　橘络一钱

白蒺藜四钱　大麦冬二钱　炒僵蚕一钱半　茯苓神二钱　远志肉二钱　杭菊炭三钱　九节菖蒲一钱　炒竹茹一钱半

四诊：五月二十四日。

胃纳颇佳，舌苔已化，舌根左右高突就平，脉弦细及濡滑如故，尚有无故自笑。夫中风善笑者属心风、非仅痰热之为患。姑以原方参入此旨立法。

生石决明二两　大白芍二钱　大麦冬二钱　防风八分　法半夏二钱　杭菊炭二钱　双钩藤三钱　茯苓神三钱　九节菖蒲一钱　灵磁石六钱

另丸方，润阴生津，以化痰热。

西洋参二钱　炒僵蚕二钱　川贝母二钱　九节菖蒲一钱　海蛤粉三钱　大麦冬四钱　炙乌梅一钱半　煅月石一钱半　远志肉一钱半　猴枣二分

研极细末，用鸡子清调糊为丸，若不成丸，略增炼蜜，丸如桂圆核大，卧时噙化一丸。

五诊：五月二十六日。

咋晚便解燥结，其色焦黄，肾燥肠结可知。舌根尚强木，发言咬字未全清了，无故善笑，吃吃不止，甚则头部筋硬，痰出仍厚粘如饴，四肢清冷。此乃内风初平，痰热未尽，脾阳不外达，肾阴亏于下也。姑易地黄饮子出入。

人参须一钱半　甘杞子二钱　云苓四钱　大麦冬二钱　大生地蛤粉炒松五钱　川石斛四钱　淡苁蓉三钱　杭菊炭三钱　当归三钱　大白芍桂枝炒二钱　九菖蒲五分　薄荷叶五分后入

按：服前方后，发音咬字较清，四肢清冷亦较和，舌上布出薄白新苔，胃气似有来复之机，脉仍濡细而滑，进温动阳，可见气阴并亏。接予前法去石斛，加远志、五味子，逐渐调理。

中风挟暑湿

刘叔裴，男，68岁，常州人，1931年7月6日。

跌仆后右畔头痛起见，渐致胸宇痹仄，食少神疲，风疹浓发，日来又增右手足不能自用，舌强言謇，右脉弦细而滑，左手关尺两部模糊不清，舌红无苔，心肾阴气已衰，暑湿乘虚内入，胃气失和之象。症情夹杂，立法殊难，姑为畅中舒气，通络化浊。

南沙参三钱　全福花（包）二钱　茯神三钱　益元散（包）四钱　丝瓜络二钱　大麦冬三钱　川贝母一钱半　净橘络一钱半　远志肉二钱　刺蒺藜四钱　炒竹茹一钱半　荷叶筋六分

二诊：七月七日。

神志转清，胸宇痹仄略畅，右肢亦较活动，大便数日不通、胃纳呆滞、舌心略起新苔，可见络内痰浊渐化，暑湿尚留结阳明，清者不升，浊者不降，守昨意更增调中润下。

南沙参三钱　大麦冬二钱　川贝母一钱半　净橘络一钱半　茯苓神三钱　瓜蒌子三钱　远志肉二钱　益元散包四钱　焦谷芽四钱　炒竹茹一钱半　冬瓜子三钱　荷叶露代水

三诊、四诊均略。

五诊：七月十五日。

经治来，诸恙逐次见退，便通脘畅，夜寐亦安，风疹磊磊日清，右手足渐能运动，小溲短赤就清，惟指节尚浮肿，脉左右俱细滑小数，左尺似较短，舌心黄苔已化，据此见症，湿热日清，痰浊日化，胃气初和，络气未调之象。拟滋养通络。

西洋参二钱　丝瓜络一钱半　大麦冬二钱　西秦艽二钱　茯苓神三钱　川石斛四钱　南沙参二钱　陈橘络一钱半　益元散包四钱　生熟谷芽四钱　桑枝尖五寸　荷叶露代水

风疹洗方

风疹将清，右足渐能举步，右手尚木肿，似仿古人玉屏风煎汤熏洗。

生黄芪六钱　防风三钱　当归五钱　宣木瓜六钱　荷叶筋二钱　桑枝一尺　陈酒半斤

六诊：七月十七日。

午后大便又复见行，且不燥结，小便渐利，右手指节肿势亦减，两脉渐平匀，惟舌心薄黄苔未脱化，右肢尚痿软乏力，不能自用。可见暑湿渐清，阴气已衰，络脉乏调也。当养阴益气，化痰和络。

台参须三钱　西秦艽二钱　净橘络一钱半　丝瓜络一钱　大麦冬二钱　西洋参二钱　云苓神三钱　焦谷芽四钱　川石斛四钱　怀牛膝三钱　桑枝尖四寸　荷叶露代水

按：服药后，语言笑貌渐渐恢复原状，右足渐能举步，惟右手尚木肿，自觉痿软少力，率旧章调养而安。

哮喘

田秀俊，男，48岁，丹徒人，1935年10月19日。

咳喘数年，痰多气逆，不能平卧，去冬又增肢面肿，项右筋脉跳跃，少腹气坠，右半身觉重，饮食递减，切脉沉滑，两关来缓去疾，舌苔浮白，肺实于上，肾亏于下，痰湿又阻于中。先当肃肺降气，以化痰浊，再议培补下元。

黑苏子二钱　生诃子肉一钱半　橘红一钱半　淡干姜八分　款冬花三钱　法半夏二钱　破故纸二钱　连皮苓三钱　五味子五分　桑白皮三钱　南沙参二钱　白石英四钱　胡桃肉二钱

二诊：十月二十一日。

气逆渐平，夜分已能安枕，痰黏难出，间或挟血，胸肩紧掣，少腹气坠，脐下痞硬，久卧则散，右畔肢体觉重，此痰湿初化，肺气渐降，肾气尚乏摄纳之权所致。

南沙参二钱　破故纸二钱　怀牛膝三钱　五味子六分　橘红一钱半　黑苏子二钱　煅牡蛎四钱　法半夏二钱　淡干姜八分　炙桑皮三钱　连皮苓四钱　白石英四钱　胡桃肉二钱

三诊：前方去桑皮，加小茴香一钱五分。

四诊：十月二十五日。

经治以来，肢面肿未减，脐下痞硬横梗有形，小溲短少，是肾阳不足，脾家积湿将化为水，防堤不固有泛滥之患，今转以温理分化法。

南沙参三钱　桑白皮三钱　橘红一钱　泽泻三钱　连皮苓四钱　牛膝三钱　巴戟肉三钱　桂枝木八分　姜半夏二钱　黑苏子二钱　炒苡仁四钱　白石英四钱

另天真丹一两，每服五十丸，淡盐汤下，如无此丹，即改黑锡丹五钱每服三十粒。

五诊：略

六诊：十月三十日。

两腿肿势较软，抚之渐热，脉沉细缓滑，舌质淡白，可见非温不化，不宜见血投凉，仍守原意出入。

南沙参三钱　巴戟肉三钱　杜苏子二钱　姜半夏二钱　连皮苓三钱　炒白术二钱　当归三钱　小茴香四分炒　上肉桂八分　怀牛膝三钱　白石英四钱　橘皮二钱　泽泻三钱　姜二片

七诊：十一月二日。

迭进温理，大便溏薄不爽，而小便反少，少腹硬满或漉漉有声，两腿仍木肿，抚之不热，项右筋脉跳跃，咳逆气粗，切脉缓滑，右寸关重取似有数意，舌光无苔，脾肾真阳不能下达，肺气又不能通调水道下输膀胱，水湿于是泛滥也。仍守原意更增五苓法，冀先通利水道。

南沙参二钱　怀牛膝三钱　炒白术三钱　桂枝木八分　猪苓三钱　贡沉香五分　新会皮一钱半　黑苏子二钱　川萆薢三钱　泽泻三钱　白石英四钱

八诊：十一月五日。

水道已通，少腹硬痞及两腿木肿亦较软，腿面转温，阳气似有下达之机。而咳又反甚，脉反缓滑，脾肾真阳为水湿所困。肺之治节无权，非风水犯肺者可比，拟济生肾气汤加减主之。

大熟地三钱　沉香五分炒　净车前三钱　橘皮二钱　怀山药二钱　熟附片一钱半　净萸肉一钱半　上肉桂八分　怀牛膝三钱　云苓四钱　泽泻三钱

九诊：十一月六日。

小便色赤又复点滴不爽，侧卧则右少腹水声漉漉，而足跗木硬，痰中尚有血迹，切脉缓滑，重取稍有数意，口干舌白，脾肾真阳虽为水湿所困，而肺部尚有积热，不能通调水道，下输膀胱，姑以润肃其上，温通其下，合而图之。

北沙参三钱　怀牛膝三钱　连心麦冬三钱　橘皮一钱半　桂枝木八分　猪赤苓三钱　酒炒防已二钱　泽泻三钱　净车前一钱半　小茴香八分　制半夏二钱　上琥珀五分　另葱一握连须白去尾　荠菜花五钱　皂角三钱

后三味煎汁置净桶内坐上熏之。

十诊：十一月七日。

今日小便通而复灰，点滴不爽，大便又秘结，两腿木肿，咳逆气粗，舌白口渴，脉缓滑，沉分步数，昔贤以二便不利者，先当通其后，姑仿此旨立法。

北沙参三钱　大杏仁三钱　泽泻三钱　怀牛膝三钱　淡苁蓉四钱　郁李仁三钱　橘皮一钱半　法半夏二钱　桂枝木八分　猪茯苓三钱　瓜蒌子四钱　荠菜花三钱

十一诊：十一月八日。

二便已见通调，夜寐已安，痰中血迹亦清，少腹水根亦渐化，惟两足尚木肿，按之少知，舌苔略起，脉仍缓滑，沉分小数。此仍肺部痰浊未清，脾肾真阳不能下达之故。

南沙参三钱　黑苏子二钱　制半夏二钱　桑白皮三钱　桂枝木八分　炒苡仁四钱　怀牛膝三钱　连皮苓三钱　巴戟天三钱　白术二钱　泽泻三钱　橘皮二钱　椒目一钱

反胃

汤文尉，男，42岁，镇江人，1936年4月15日。

反胃已久，气从上逆，脐下气突如瘕、或隐或现，便结溲少，口渴舌红，脉细滑左弦，胃阴已伤，肝气横梗也。仿古人大半夏汤立法。

东洋参二钱　陈橘皮一钱半　白蒺藜四钱　大白芍二钱　法半夏二钱　贡沉香四分　全福花包三钱　郁李仁四钱　云苓四钱　炒竹茹一钱半　白蜜一两　甘澜水煎

按：二诊呕吐减，大便未通，原方加苏子二钱，三诊大便仍结，加当归、淡苁蓉各三钱。

四诊：四月二十一日。

大便已通，燥矢长而细，胃阴已伤，肠管收小可知。日来呕吐虽止，而食少神疲，脉细舌淡而光，虚象显然，亟为补中益气。

潞党参三钱姜汁炒　法半夏二钱　大白芍二钱　白蒺藜四钱　贡沉香五分　炒於术二钱　陈橘皮一钱半　大砂仁八分　当归三钱　柏子仁三钱　云苓四钱　白蜜五钱

五诊：四月二十三日。

大便通行两次，而小溲点滴不利，肢冷气怯，脉沉细、气化不及州都，姑为通阳以利水道。

潞党参三钱姜汁炒　台乌药三钱　益智仁三钱　桂枝尖一钱　新会皮一钱半　炒於术二钱　怀牛膝三钱　云苓四钱　泽泻三钱　补中益气丸八钱（包）

另：豆豉三钱　食盐少许　葱一握杵为饼，贴关元。

六诊：四月二十五日。

诸恙均退，肛脱未收，宿疝反形缩小，脉沉滑弦细，舌略起苔，腑阳初化，浊阴下趋，俱属佳兆也。

潞党参三钱　当归三钱　泽泻三钱　怀牛膝三钱　淡苁

蓉三钱　台乌药二钱　云苓四钱　川楝子三钱　大白芍二钱　小茴香炒　广皮一钱半　通关丸五钱

（原载中医杂志1958年6月号）

蒲辅周医案

高辉远　整理

蒲辅周老先生，家学渊博，善于辨症施治。过去所治疑难大症，无论温病杂病，应手而起者不可胜纪。辉远幸列门墙，时聆训诲，兹将师所回忆者笔之成案，录供同道们参考。

一、温病误补

前三十年，同道苟君年三十五岁，其人清瘦，素有咳嗽带血。仲春受风，自觉精神疲乏，食欲不振，头晕微恶寒，午后微热，面潮红，咳嗽。众皆以本体阴虚，月临建卯（农历二月），木火乘金为痨，以清燥救肺为治，重用阿胶、二冬、二地、百合、沙参、二母、地骨皮、丹皮之类，出入互进。至四月初，病势转增，卧床不起，渐渐神识不清，不能语言，每午必排出青黑水一次，量不多，与以清稀粥能吞咽。适师于四月中旬返里，其妻延诊，观其色苍不促，目睛能转动，齿枯，口不噤，舌苔薄黑无津，呼吸不便，胸腹不满硬，少尿，大便每日中午仍泻青黑水一次，肌肤甲错，不厥不痉，腹额热，四肢微清，脉象六部皆沉伏而数。师断为阴虚伏热之象，处以复脉去麻仁加生牡蛎、西洋参，一日一剂（炙甘草六钱，白芍四钱，干生地六钱，麦冬（连心）六钱，阿胶（烊化）五钱，生牡蛎一两，西洋参三钱，流水煎，温服，日二夜一次）。服至十剂后，病势无甚变化。诸同道有讥之曰：“子只此一法耳。”师曰：“津枯液竭，热邪深入，除益气生津、扶阴救液，别无良图。”同道虽首肯而心犹有所疑。师坚持服至十五剂而下利止，原方去牡蛎续服至二十剂，齿舌渐润，六脉渐达中候，服至二十三剂，脉达浮候，其人微烦。是夜之半，其妻叩师门，云病有变，往视，四肢厥冷、战抖如疟状，乃欲作战汗，嘱仍以原方热饮之，外以热敷小腹、中脘、两足，以助阳升，冀其速通。斯时也，正胜邪却，得汗则生，邪胜正却，不汗则危。少顷汗出，烦渐息，次日往视，汗出如洗，神息气宁，脉象缓和，仍与复脉加参，大汗三昼夜，第四日开始能言，又微汗三旦夕，自述已闻饭香而口知味。继以复脉全方加龟板、枸杞、西洋参，服十余剂，遂下床第行走，食欲增强，终以饮食休息之而渐次复原云。至此诸同道始心服师见症之确而用法之坚。师曰：“掌握初诊，是临床的重点，凡初诊必须详审有无新感，若有新感，无论阳虚阴虚之体，必先解表，庶免遗患，荀君乃一有力的例证。今既因误补伤津，邪陷正负，非持续性养阴生津之剂，使正气有可能与病邪一战而复，不能奏功。”

二、温病战汗

刘姓妇，四十岁，师同乡人。孟夏患温热，战汗后，脉静身凉，状如尸厥，其夫问曰：“是脱阳邪？”师曰：“非也，大热退后，身冷脉静，如天时酷热，骤然大雨，炎威顿息，风凉气爽矣。今呼吸平静，颇能安睡，粘汗不息，余热续出之象，非脱勿惧，若汗后身冷脉躁，呼吸气促，烦躁不宁，珠汗发润，鼻煽膈动，即是脱证。任其熟睡，慎勿呼之，俟睡醒后，只以西洋参三钱，大麦冬六钱煎水频频与之，兼徐徐进清米汤，不可与食。”师因远出巡诊，傍晚始归，而家人告之曰：“刘姓已来四次，云病有变。”急趋视之，患者果然高热气促，烦躁不安，口渴无汗，脉象洪数。问其原因，其夫欲言不言，再追问之，乃曰：中午戚人宋某过访，云“汗出身冷，脉微欲绝，乃脱阳之征”，处以附子三钱、西洋参三钱、浓煎服之，服后一小时，而烦躁高烧顿起，以致气促。师再以竹叶石膏汤重用西洋参，佐以苇根、玄参（西洋参五钱，大寸冬五钱，茯神三钱，法半夏三钱，生石膏一两（先煎），粳米五钱，鲜苇根五钱，竹叶三钱，元参四钱），煎成频频与之，以代茶饮，而汗再出，热退气平，仍须进清米汤复其胃气，周晬时再予稀粥，末以和胃养阴法而愈。师曰：“上述所见病汗，与脱汗迥然不同，常须识此，勿致误也。”

三、暑风痉厥

师同乡有杨姓小孩，方一周岁，暑令早起，发见额热，神志不快，少顷即抽搐，目直口噤，四肢拘急，求师施治。面见微赤，目半开，口噤唇赤，撬牙视舌苔黄腻，舌质红，呼吸不紧，胸腹满，按之脘中微硬，四肢微凉无汗，指纹青紫，脉沉数弦细。询其未病之前，心烦尿短赤，大便溏夹水，师曰：“此先伤于暑，后伤于食，兼感夜风外袭，卫气郁闭，里热表凉，营卫不行，三焦失司，所谓暑风暑痉即此，治法宜先开闭，兼因夹食，似有成痢的可能。”主以香薷饮加味，鲜藿香二钱，香薷一钱五分，杏仁二钱，银花二钱，午时茶二钱，六一散五钱，僵蚕二钱，钩藤二钱，淡豆豉三钱，葱白连须三寸。先用乌梅汁搽牙以缓口噤，再进汤药频频与之，不拘时次，数服后遍身微汗出，拘挛搐搦渐息，啼哭有声有泪，午后泻红白涎，似痢，尿仍少，前方去钩藤、僵蚕、豆豉，加黄连八分，莱菔子一钱五分，扁豆花三钱，急进一剂，次日微汗续出，热退痢减，再以原方去香薷、藿香，黄连改用五分，加甘草五分，谷芽三钱，荷叶三钱，扁豆花易扁豆皮三钱，午时茶易建曲二钱，服后大便正常，尿亦清长，末以异功散加谷芽、荷叶调理而愈。

四、产后伤暑

罗姓妇，二十四岁，住成都状元街。产后受病，其年六月适逢盛暑，乃翁邀师往诊，至其家，翁诉产后三日，恶露不下，饮食不进云云。入病室，望之面紫，鼻孔眼角俱有淡血渗出，舌抵齿不收，大汗出，高烧，烦渴引饮，饮后即吐出，少顷又饮复吐，诊其脉浮而无力，其候为虚，所服之方生化汤加桃红，已数剂，瘀血仍不行，二便不利。师寻思良久，疏方颇难，产后本喜汗出，产后脉虚，恶露不下，少腹满，乃常见证，但高烧口渴而吐、眼鼻渗血，舌出抵齿，均非产后常有之证。然而服芎、归、桃、红数剂恶露亦不下，病势反加，推索其故，遂悟中暑伤气，其脉亦虚，加之口渴、汗出乃暑病之征，按古人中暑脉虚、烦热、汗出、口渴，乃人参白虎汤证，但产后恶露不下，小腹胀满，饮后即吐，水不下行，非白虎所宜。于是权变施治，以清为主，通瘀为佐，用二香饮加味：鲜藿香二钱，香薷一钱五分，杏仁二钱，扁豆花三钱，滑石块三钱（布包），生甘草一钱，鲜荷叶半张，银花三钱，藕节一两，茜草三钱。煎成频频与之，以代茶饮。服第一次仍吐出，再进则未吐，一剂服完，热退渴止，汗亦减少，第二剂去香薷、杏仁，加桃仁二钱，童便半杯，入药兑服，一小时后，即下黑血块，舌即收，眼鼻亦不渗血，始进稀粥，食后即安眠熟睡。次日复诊，神志安静，脉息迟缓，主以归芪建中汤加藕节、黑豆：潞党参三钱，桂枝一钱五分，白芍二钱，炙甘草一钱，生黄芪三钱，当归一钱五分，藕节五钱，炒黑豆五钱。连服二剂，瘀血已尽，微有淡血少许渗出，食、眠、便均正常，停药，以产后营养休息之。师曰："此证乃临产受暑，营卫不通，瘀血不下，所以遵产后常法生化汤治之，瘀血不行，病势反增，芎、归乃辛温性烈上升之药，芍、地乃柔腻下降之性，均不宜于暑，用藿香和胃辟恶，香薷芳香微温，除烦解热利水，乃却暑之圣药，扁豆花和胃清暑，银花清热散结，杏仁利肺气，荷叶清热宣胃，滑石、甘草和中清暑，藕节、茜草通瘀散滞而不燥，一服暑消，再剂去香薷、杏仁不再宣通肺气，用桃仁、童便、破瘀结引血下行，一服而瘀滞尽去。临床治病，全在灵机活法，不可粗枝大叶，以误人命，所以辨证论治，细心体会，认真思考，是中医治疗的重要关键。”

五、癥　瘕

陈姓女，二十三岁，成都外北平桥子人，家清寒，适夫胡姓，亦以小手工业为生。某年春三月，午后就师求诊，自诉月经三月多未潮，渐渐腹胀疼痛，小腹硬，手不能近，连日流血，时多时少，坠胀难受，食欲减少，某医院检查，云“是妊娠，已五六月”，而患者自知非孕，与第一、二次妊娠不同。观其颜青，舌色紫，扪其腹，拒按，大如箕，脉象沉弦涩，询末次月经是客岁冬中旬，正在经期，随夫运货，拉车于旅途之中，自此月经停止，下月应至不至，师曰：“此病实非孕也，腹大如箕非三月孕形，腹胀痛而小腹坠甚，拒按而坚，亦非孕象，且连日流血而腰不痛，又不似先兆流产。此必经期用力太过，兼之途中感受天候严寒所致。经曰：‘寒气客于子门，子门闭塞，气不得通，恶血当泻不泻，衃以留止，日以益大，状如怀子，月事不以时下，皆生于女子，可导而下，亦名瘕聚。’此女体素健壮，不虑其虚。”主以当归饮、血竭散合剂：当归二钱，川芎二钱，醋制鳖甲五钱，吴萸一钱五分，桃仁、赤芍各二钱，肉桂一钱，槟榔一钱，青皮一钱，木香、莪术、三棱、大黄各一钱，延胡二钱，血竭一钱。浓煎温服。此方乃温通破坚之剂，服一剂，下掌大黑血一片，痛稍减，坠胀不减，脉仍如故，乃以原方再进，并随汤药送化癥回生丹一丸。次日其妹来告，云“服药一时许，患者突然昏倒，不知人事，手足亦冷，见下衣皆湿，宽衣视之，皆为血块，大如碗者一枚，余如卵者数枚，色多瘀黑，少顷，手足自温，神志渐清，今日有恶心，不思食，昨日之药，能否再服?”患者自觉小腹胀痛俱减，但觉尚有似茄子硬块未去，师思之良久曰：“大积大聚，衰其半而止，大毒治病，十去其六，况血海骤空，胃虚不纳，宜急扶胃气。”原方止后服，更以异功散加味：党参三钱，白术、茯苓、炙甘草各二钱、砂仁、香附、陈皮各一钱，当归、白芍各二钱，生姜三片，大枣四枚。嘱服二剂。越三日，其妹来告：“患者服药后，胃气已复，睡眠亦安，已不流血，惟连下豆渣状物，今晨复下卵大硬块，色白，坚如石，弃之厕中。”惜未将其送化验室分析。再以十全大补，连服三剂，诸证皆除，惟全身浮肿。师告之曰：“此虚肿也。”仍以十全大补，肉桂易桂枝又进三剂，身肿消失，精神渐复，停药，以饮食调理，又一月恢复健康，月经应期而至，一切如常。师曰：“世常谓病家求医难，予谓病家信医尤难。陈家虽清寒，但两世均求予治，十余年来予亦不受其酬。陈女小时有病亦予屡为治愈，故信予也坚，而予亦不避嫌怨，虽大积大聚，敢于及时攻之，而见效甚速。若病家不信医者，在第二剂服后，昏绝一时，不但更医，恐必与医者为难矣。‘药不瞑眩，厥疾弗瘳’，病家医家，均宜有此认识。”

六、虫　　蛊

师舅何公，身体素健，亦无宿疾，唯嗜饮酒，善怒，时年五十二岁，因大怒后，过饮，自此胸胁胀满，食欲减少，曾服理气解酒和胃舒肝之剂，病势反进，腹渐胀大，其硬如石，下肢肿大按之坚，鱼腹穿小孔流黄水，阴囊亦穿小孔、流黄水、并有臭味，脐突，胸亦高起，头面上肢微肿，起坐困难，腹胀甚时，必须用力在肋下拳击之，吐出青黄水十余口稍快，数日后复如故，大小便均不利。诸医或用和脾之剂，或用活络消瘀之剂，俱不效。延至八月余，其脉沉弦清，舌色红润不思饮，何公召师嘱之曰："汝可为我设速决之剂，非生即死，惟希早死为快。"师归而思之，大积大聚，非毒药不克治之，乃制温白丸一料，如梧子大，嘱以每日服七粒，白开水下，日进一次。服后，次日往询，何公告师曰："汝配制之药服后难受之至，宁死不再服。"而舅母告师曰："服后虽难受，曾吐青黄水一碗许，今日腹胀觉软，但不愿再服，劝之弗从。"隔数日，腹胀甚，急取丸药，倾出约三十余粒顿服之，自云"早死为快。"服后烦躁不安，半小时许昏迷如绝，急召师往，舅已不能言，四肢微厥，呼吸不促，脉仍沉弦涩，师守其侧，一时许突然吐出黄水数斗碗，即能言，云"要大便"，扶于厕，泻下恶物，极臭，块状夹黑水直下，量欲半桶，泻后扶就床上，又吐出虫二条，长八寸，粗如笔管，色黄麻，形似蟮，吐后遂昏睡不语，但呼吸仍安定，身有微汗，脉亦微细不躁。师嘱勿唤，任其安睡，自觉为佳。至次日中午始清醒，与以清稀粥调养。因病久厌药，亦不再进，唯以饮食调理之，数日之后，肿消阴囊及鱼腹之小孔亦敛而愈，两月余，恢复健康。自此不复饮酒，闻之则恶心。阅数年，因子忤其意，在盛怒之下倾冷酒大饮一碗许，旋即胸满，呕逆不食，劝之始终不悦，亦拒服药，三日而殁。师因叹曰："人之元气，不可不谨养也。"

附方：

（1）化癥回生丹：人参六两　安南桂　两头尖　麝香　片子黄　公丁香　蜀椒　虻虫（炒黄）　三棱　红花　蒲黄各二两　炒苏木三两　苏子二两　桃仁三两去皮　五灵脂二两（炒）　牛膝　降香各二两　当归尾四两　没药三两　白芍四两　杏仁三两（去皮）　香附子二两（醋炒）　吴茱萸　延胡索　水蛭（米炒）　阿魏　小茴（盐水炒）　乳香　良姜　艾叶（炒）各二两　熟地四两　川芎二两　益母草膏六两　鳖甲胶一斤　大黄八两　研末、和匀，加炼蜜为丸，重钱半，每服一丸，黄酒或开水下。

（2）温白丸：紫菀　菖蒲　吴茱萸　柴胡　厚朴各一两　桔梗　茯苓　皂荚　桂枝　干姜　黄连　川椒　巴豆（去皮油）　人参各五钱　川乌（炮）八钱　研末，再入巴豆研匀，蜜丸，梧子大，每服三丸，渐加至五丸或七丸，生姜汤下，临卧服，有孕忌服。

（原载中医杂志 1959 年 9 月号）

熊廷诏医案

熊振敏　整理

一　胡××，患中风，不能起坐，经前医诊治，服药四剂，手足略能动，惟关节尚痛。诊其脉沉弦数，而四肢关节痛甚，且谓十指轮肿，予沉思良久问曰："君好饮乎?"其家齐声应曰"然"。据患者自诉："此次系新由长沙归，端节后至九江，炎热大汗，坐小火轮天棚上，更觉难受。及夜船入鄱阳湖，风雨交作，觉冷而取衣不便，复穿汗湿之衫到家，数日后，病遂复发"。因忆及金匮中风历节条："……自汗出，历节疼，不可屈伸，此皆饮酒汗出当风所致，"乃用桂枝芍药知母汤加黄芪，服药四剂，行走自如。

二　患者滕××，腹痛必嚼食盐多量始止，如是者一年余。后因胃痛增剧，每日竟嚼盐二三两或半斤不等。面色无华，精神疲惫，来求予诊。

切脉两尺沉弱，余尚沉缓，询及"腰痛咳嗽乎?"曰："然"。按咸属水而入肾。肾虚则引咸以自救，一如脾虚喜甜同类，究其病因，必为脾肾之虚，久则胃气痛者，乃气逆于上也，处以芍药甘草汤加味。

白芍　甘草　牡蛎　半夏　郁金　玄胡　茯苓　杜仲　故纸　益智

服一剂，即不嚼盐，二剂即不服药。第四日晤乃室，询之已愈。

三　邱××，患痢月余，久治未效，脉现沉缓，便如蛋清，时欲滑出。予认为冷痢，用桃花汤二剂而愈。

四　猪胆汁之疗效，毋待赘言。晚年曾见某医刊载有上海附近乡民，未婚前患杨梅疮，既婚后传染新人，自是夫妇同病，经打针服药，未获显效。遇有乡邻老丈介绍以猪胆汁生服多服自愈，久之果验，唯此物吞服甚苦，当时认为如配以治梅毒有效药物合猪胆汁制成丸剂则妙。

祁文彬闻之，以之治清余堂×××烂眼弦，吞服猪胆汁二枚竟愈。又二儿患脓泡疮，吞服三枚亦渐愈。予遂收买猪胆，合土茯苓末为丸，名曰净府丸。适有一梅毒未清患者以此丸与服，效果良好。予认为再加白果末当更佳。

（原载江西中医药 1959 年 10 月号）

蔡敬斋医案

吴　奇　整理

蔡敬斋先生，悬壶于高邮三垛镇四十余年，名噪乡里。先生治病，详于辨证，用方不泥于古。1956年参加高邮县人民医院中医工作，现年六十有五，对医学之研究仍是勤勤勉勉，后学感受非浅。兹将先生临床验案整理数则于后。

肺痈

牛广英，女，31岁，住高邮湖西，1957年十一月十五日初诊：风伤皮毛，热伤血脉，症经两旬。身热迄今未退，咳逆痰黄，味腥，间夹藕红，胸胁作痛，大便不爽，舌黄脉数。肺痈已著，拟千金苇茎合桔梗法，即冀退热。

秋桔梗二钱　炙桑白皮二钱　粉甘草五分　杏、苡仁各三钱　冬瓜子（杵）一两　银花三钱　连翘钱半　侧柏叶四钱　鱼腥草二钱　活水芦芽二两（先煎）（一剂）

二诊（十一月十六日）：昨药服后热度渐降，咳逆仍然，唠吐臭痰较多，腕次作痛，舌黄尖赤，脉呈滑数，仍从原法再进。

炙桑白皮二钱　象贝母二钱　瓜蒌仁三钱　生苡仁四钱　甘草五分　百合钱半　桔梗钱半　鱼腥草三钱　木防己七分　冬瓜子一两（杵）　芦芽二两（先煎）（两剂）

三诊（十一月二十日）：三日来咳逆未已，涌吐臭痰甚多，今诊体温不高，口干引饮，谷食渐甘，大便间日一圊，脉象细数，舌赤苔黄，一候已来。恙情已趋佳境，拟方再应乃吉。

桔梗钱半　象贝二钱　冬瓜仁一两（杵）　生苡仁三钱　甘草五分　瓜蒌子三钱　白及三钱　银花二钱　沙参二钱　鱼腥草二钱　芦芽二两（四剂）

劳损

宣朗轩，男，35岁，县人委财政局，1957年三月四日初诊：自述肺结核已经九月经透视两次，均为空洞型。夫肺主气而属金，肾属水而恶燥，金水交亏，木无所畏，是以咳逆频频，清晨咯痰夹血，午后颧红，手心微热，脉象细数，症经九月，显系阴虚火炽，化源内戕。书云：阴虚者阳必凑之，法当育阴潜阳，清金保肺图治。

蒸百部二钱　白及三钱　天冬三钱　怀山药三钱　仙鹤草三钱　海浮石三钱　百合三钱　蛤粉（炒阿胶）一钱五分　藕节五钱　糯稻根二两（先煎）（三帖）

二诊（三月七日）：痰经镜检，抗酸染色阳性。阴不潜阳，虚火上炎，水不涵肝，风木内动，症状同前，未有进退，仍从金水相生法。

沙参三钱　山药三钱　百合三钱　炙黄精钱五分　百部一钱五分　白及三钱　海蛤粉三钱（布包）　水獭肝八分（研和）　冬虫夏草三分　糯稻根二两（先煎）（三剂）

三诊（三月十日）：今诊两脉弦数不强，咳少，晨间痰中血丝仍见。

原方加白鲜丸三钱（先服）、宝珠山茶花三朵（三帖）。

四诊（三月十四日）：火灼金伤，津液默耗，晨起痰黏不多，咯血仍见，咳逆胸部不适，精神不振。此肺失清肃，气体不足之征。所幸者食欲正常，尚可与药饵并济。

怀山药三钱　百合四钱　蛤粉炒阿胶二钱　天冬三钱　百部一钱五分　肥玉竹三钱　水獭肝一钱（研末蜜丸先服）　藕节五钱　枇杷叶三片（五帖）

五诊（三月二十日）：痰犹带红，胸胁微痛，精神不振，脉象细弦而数，拟方清肃。

桑叶三钱　百部二钱　白及三钱　象贝二钱　山药三钱　参清汁三分（和服）　侧柏叶五钱　白茅花（布包）一钱五分　青黛衣茯苓三钱　枇杷叶三片　藕节五钱（三帖）

六诊（三月二十四日）：晨起咯血，书云咯唾血属于肾经，肾脉入肺循喉，可知血由肾出，脉两尺独盛，曾有梦遗。综上症情，皆由阴不潜阳，相火内动所致，法用益水滋源，以镇阳光。

甘枸杞三钱　白芍二钱　鲜生地三钱　旱莲草三钱　女贞子三钱　侧柏叶一两（先煎）　瓜蒌霜（布包）钱半　海浮石三钱　生石膏五钱　桑椹子三钱（三剂）

七诊（三月二十八日）：经两次验痰，抗酸染色均为阴性，尺脉渐平，食欲渐增，尤宜静养勿劳为要。

百部二钱　白及三钱　天麦冬各三钱　生熟地黄各三钱　山药三钱　炙黄精钱半　甘枸杞三钱　冬虫夏草三分　藕节五钱（五剂）

八诊（四月三日）：脉滑数不弦，痰红，止而复见，胸部不适，有时呼吸感闷，肺气不展之征。

南北沙参各三钱　百合三钱　生黄芪三钱　山药三钱　百部钱半　白及一钱（研和）　水獭肝一钱（研末蜜丸先服）　蛤粉（炒阿胶）钱半　白及丸三钱（先服）　藕节五钱　杷叶五钱（五剂）

九诊（四月九日）：精神日振，食欲正常，脉滑不数，恢复之征也。

原方去黄芪、阿胶、杷叶，加扁豆子三钱，海蛤粉三钱，糯稻根二两（五剂）

十诊（四月十五日）：每晨咯血仍然，患者精神恐惧，望心静无虑，与药共济。

白鲜丸四钱　百部三钱　白及三钱　百合三钱　天麦冬各三钱　南北沙参各三钱　藕节五钱　宝珠山茶花一钱（五剂）

十一诊（四月廿一日）：舌赤苔黄，脉呈滑数，肺失清肃，蕴热又萌，时有微咳，痰出血点如豆，迄犹未已，拟方速解。

嫩青蒿三钱　百部三钱　桑叶三钱　白菊花二钱　知母二钱　川贝一钱（研末和服）　百合三钱　山药三钱　天麦冬各三钱　肥玉竹三钱　枇杷叶三片　藕节五钱（三帖）

十二诊（四月廿四日）：脉滑数已缓，咳尚未尽，胸膺隐痛，宗前法加减。

百部三钱　天冬三钱　桑叶三钱　丹皮一钱　蒲黄（炒阿胶）钱半　生大黄三分（研和）　制乳没各钱半　大沙参三钱　玉竹三钱　丝瓜络二钱　藕节五钱（二帖）

十三诊（四月廿七日）：损乃痼疾，速效尤难，拟丸剂缓图。

白鲜丸八两，每早晚各服二钱。

十四诊（五月十六日）：于本月九日往苏医复查，病灶已完全硬结，但未进入钙化期间。脉弦滑，舌白，有时胸胁感痛；肺病已在尾声，图以善后。

百部三钱　百合四钱　白及三钱　生石膏五钱　海蛤粉三钱（布包）　水獭肝八分（研末蜜丸）　天麦冬各二钱　怀山药五钱　茯苓三钱　冬虫夏草五分　藕节五钱　糯稻根二两（先煎）　白鲜丸每服三钱，一日三次。

吐血

郭福全，男，26岁，住高邮周山乡，1956年十一月廿一日初诊：木扣金鸣，络伤血溢，咳逆时形，肺气受戕，两脉滑数，胸胁胀痛，慎防涌溢致脱，酌拟育阴潜阳、壮水制火之法为治。

细生地四钱　大黄五分　侧柏叶一两　桑叶三钱　白茅花三钱　白芍三钱　丹皮钱半　参三七汁（和服）三分　青黛衣茯苓三钱　旱莲草三钱　女贞子四钱　藕节五枚　花蕊石三钱（一帖）

二诊（十一月二十二日）：肝火上灼，火载血升，咳逆失红未已，舌苔黄，脉滑数。

生大黄八分（研末和服）　甘草八分　侧柏叶二两　白茅根一两　青黛七分　山栀钱半　桑叶四钱　丹皮钱半　旱莲草四钱　海浮石三钱　白芍三钱　生地三钱　藕节三钱　万年青根三钱（洗切碎）（两剂）

三诊（十一月廿五日）：木火凌金，咳逆频仍，迭次失血，营卫交伤；精神萎顿，谷食甚少，脉象细数而弦，仲圣云：男子脉大为劳，极细亦为劳。久延防入损怯之门。

南北沙参各三钱　麦冬三钱　阿胶钱半（化服）　炙甘草五分　云苓三钱　款冬花二钱　冬瓜子三钱　山药四钱　百合三钱　笋衣三钱　炙枇花钱半　糯稻根须二两（三剂）

按：损怯之症，蔡老多年来在临床中多采用古人，獭肝散、月华丸和传尸丸，均获得满意疗效，自1956年以来先后治疗二十余例均系采用此方（白鲜丸即传尸丸减薄荷一味，其制法未更）。

水饮

李朱氏，女，42岁，住高邮马棚乡，1958年二月十四日初诊：肝胃不和，湿痰水饮内蓄，遂致脘腹胀痛，漉漉有声，痛极牵引胁背，无非饮邪入络，延经两月，近日来犹为增剧，得便泄哕泛涎水始畅，拟温中涤饮法。

木防已八分　法半夏三钱　涤饮散八分　益智仁三钱　肉桂子一钱（杵）　梭萝子一钱　砂蔻衣各钱半　连皮茯苓四钱　制茅术钱半　巴豆衣八分（两帖）

二诊（二月十六日）：伏饮于中，药后呕吐涎水极多，脘痛渐松，仍宗前法再进。

淡吴萸五分　法半夏三钱　陈皮钱半　白茯苓三钱　涤饮散八分　梭萝子一钱　肉桂子一钱（杵）　砂蔻衣各钱半　巴豆衣八分（两帖）

三诊：逐饮法尚合病机，惟根蒂未除，犹能复作。

法半夏三钱　白茯苓三钱　涤饮散五分　川朴花五分

梭萝子一钱　砂蔻衣各一钱　鸡内金二钱　陈皮钱半　生姜三钱　红枣三枚（三帖）

四诊：中阳未运，胃酸过多，食入上泛吐水，先淡后酸，脘间感胀，历时已久，徐以图之，拟方善后调治。

党参钱半　茯苓三钱　法半夏三钱　陈皮钱半　生白术钱半　甘草五分　木香七分　砂衣钱半　川朴花五分　梭萝子一钱　生姜三钱　红枣五枚（五帖）

胃痛

张寿松，男，30岁，高邮人，1957年二月十六日初诊：

肝木横行，胃气失降，脘痛颇甚，呕泛酸水，间夹锈液，得食则减，入暮则甚，舌苔白，脉弦滑，历时已久，拟方徐图。

川楝子二钱　生黄芪三钱　元胡索一钱（研末和服）　川木瓜三钱　杭白芍二钱　甘松炭一钱　黄郁金钱半　台乌药钱半　瓦楞子三钱　左牡蛎五钱　降香五分（一剂）

二诊（二月十七日）：昨以柔肝和胃，其痛渐缓，素有溃疡病史，更法议治。

赤石脂三钱　乌贼骨四钱　茜草根钱半　白茯苓三钱　黄郁金钱半　生赭石三钱　玄胡索一钱（研和）　制乳没各钱半　灶心土二两（先煎代水澄清煎药）（两剂）

三诊（二月廿九日）：腕次作痛，食后较减，吞酸呕吐夹血，便秘色黑经常，溃疡出血之明征。

赤石脂三钱　白及三钱　乌贼骨四钱　蒲黄炒阿胶二钱　建青黛一钱　云苓三钱　郁李仁三钱　太子参三钱　生赭石

三钱　火麻仁三钱　秫米三钱（两剂）

四诊（二月廿二日）：服前方未有进退，仍用原法。

原方加生乳香一钱，禹粮石三钱，藕节五钱（三剂）

五诊（二月廿六日）：药后酸少血止，惟脘痛隐隐无休，胃中络脉未和，仍宗前法增损。

赤石脂三钱　白及三钱　乌贼骨三钱　茜草钱半　制乳没各钱半　藕节三钱　元胡索钱半　炒蒲黄钱半　黄郁金钱半　生白术钱半　生甘草五分　降香五分（三剂）

按：胃溃疡一症，在临床中较为恒见。蔡老曾使用了乌贝散，对疗效不明显，乃从乌贝散原有的基础上，更进一步地研究，采用赤石脂、白及、蒲黄、青黛合乌贼骨五种药物，以一例长期的溃疡病者进行试服，经过一个多月的治疗过程，其症状已逐步减轻，以获蠲愈。从此实践中得到了初步认识，认为此方有一定的疗效，从而在临床上每遇溃疡症，俱以此方为主，结合痛者不同症状酌议加减，一年来经治疗三十余例，均收到良好效果。

（原载中医杂志 1959 年 8 月号）

颜芝馨医案

颜芝馨先生，为宁波已故名医，40 年前浙东负有盛名，擅长时感温病及内伤杂症，生平忙于诊务，除编有温病条辨歌诀已辑入曹炳章氏主编《中国医学大成》中外，余无著述。下列诸案系得自余姚曹氏收藏抄本，虽只寥寥几则，已足以窥其一斑。

温毒疹痦

证由温毒犯肺，逆传心包，顺传胃府，初失清透，以致疹痦外发，口臭耳聋，瘛疭，腹痛，鼻衄，脉象虚数而芤，舌质光绛，揆度见证，却无一时之忧，深恐渐脱之虞。兹拟一方，以甘凉存阴，佐介类潜阳为法。

米炒西洋参一钱五分　原麦冬三钱　钗石斛三钱　玉竹四钱　白茅根三钱　炒白芍二钱　生牡蛎八钱　炙鳖甲五钱　炙甘草八分　鲜忍冬藤五钱

伏气温热

单腹胀已久，伏气内动，温邪外感，以致新邪宿病交相为患。身大热，口大渴，无汗而喘，脉象浮数，舌心干，四边色红，中兼黄白，此气热烁津，为阴阳两伤，难治之候，姑拟凉膈散加减，清气热以存津。

黑山栀三钱　连翘二钱　鲜芦根二两　黄芩三钱　知母二钱　鲜竹叶四十片　生石膏八钱　天花粉三钱

热痉

阳明内热，引动木火生风，前感风燥，身热退后，肠鸣便泄，口唇抽掣，内经谓暴注下迫，诸病有声，鼓之如鼓，皆属于热，恐风火相煽，感其增剧。若因循疲药，但求平稳，任其邪势猖狂，病不可为矣。视关纹青紫，舌黄红刺，急以息风清火，通络化痰。

羚羊角片五分先煎　冬桑叶二钱　粉丹皮二钱　黄菊花二钱　钩藤一钱半　丝瓜络二钱　橘络二钱　鲜忍冬藤四钱　穞豆衣三钱　茯苓三钱　川贝母二钱　黑山栀一钱半　鲜桑枝二尺

伏暑热痉

热毒气血两盛，热势上午轻，而午后及晚较重，小便清长，大便黑色，心悸烦闷、脉滑数、舌绛苔黄燥、瘈疭、窍干、间或发笑；拟息风清热、凉血解毒，用犀角地黄合白虎加减。

鲜生地八钱　生石膏一两　知母三钱　人中黄二钱　羚羊角片五分先煎　鲜石斛五钱　天花粉三钱　银花三钱　板蓝根三钱　丹参二钱　青连翘二钱　鲜芦根一两去节　牛黄清心丸一粒去壳化服　另用原支犀角磨冲五分

温邪传入厥阴，前患痉厥，投大剂息风滋液之剂，神清痉止，诸证愈其大半。乃自不小心，骤与年糕汤之后，遂变足冷，继而发热，脉象滑数，舌苔黄腻，拟仿仲景复病例，以枳实栀豉加味，佐以化痰。

枳实一钱　黑山栀三钱　炒香淡豆豉二钱　莱菔子二钱　焦山楂三钱　银花三钱　连翘二钱　鲜淡竹叶四十片　川贝母二钱　天竺黄二钱

大病新瘥食复，昨日诊视变幻颇多，目眵肝热也，足冷食填胸中、脾气不行也，谵语胃热蒸心也，平素咬牙，病热更甚，胃热气走其络也，寒热中气不和，木邪凌土也，叹息，中气闭塞，升降失司也，蒸蒸自汗，阳明之邪未清也，头额青筋忽现忽隐、间或胀大，肝经之热，升降不定也，诊脉滑数，舌黄厚底绛，额上多汗，胸腹烦满，大便二日不通，此胃中宿食，挟余热内结成实之证，非通利大便不可，至于平昔先天不足，当护其阴，议用增液汤存其阴，调胃承气和其胃气，使大便一行，釜底抽薪，诸邪皆能下降矣。

元参四钱　鲜石斛五钱　鲜生地五钱　知母二钱　天花粉三钱　生军三钱　元明粉二钱分冲　生甘草八分

黄疸

阳黄进茵陈蒿汤后，大便已通，湿邪尚结，脉数，舌浊腻，拟栀子柏皮汤加味，以退黄祛温散郁法。

生栀子三钱　川黄柏二钱　绵茵陈二钱　晚蚕砂四钱　连翘三钱　茯苓皮五钱　黄郁金二钱　大腹皮三钱　生苍术二钱　橘皮一钱　鲜忍冬藤一两

湿温脘痞

脉弦细濡，舌白或黄腻而润，午后身热，胸脘痞闷，肢疼、溺赤、头重，病名湿温，当宣气化湿。

黄郁金一钱半　苦杏仁三钱　连翘二钱　苦桔梗一钱　赤苓三钱　仙半夏二钱　通草八分　滑石四钱　佩兰叶二钱

误下喘汗脱症

久病元虚之体，因感风寒，头痛潮热呕恶，本散风降逆可愈，乃误投泻药，下利至数十行，连泻五天，致神昏汗出，目瞪，气喘，其气自少腹上攻，手足指甲唇面口鼻、皆皖白如纸，脉虚数弦大而无和象，舌苔白而燥涩，是阴阳两脱，此时回阳摄阴，恐已不及也，姑拟两顾阴阳，佐以纳气归肾。

高丽参一钱半　带心麦冬三钱　五味子八分　淡附子三钱　干姜二钱　炙甘草一钱　紫石英八钱　沉香八分

寒饮咳嗽

脉沉弦，舌薄白，高年体虚，伤风后恶寒、发热，咳嗽痰稀，此肺经寒邪深伏，恐久延成饮，姑拟小青龙汤，外散寒邪，内撤水饮为治。

蜜炙麻黄六分　桂枝尖八分　干姜八分　焦白芍二钱　炙甘草一钱　北细辛三分　五味子五分　制半夏二钱　茯苓三钱

郁热成疝

进清火解毒活血软坚法，寒热退，而大便降，惟睾丸肿痛，赤热未消，脉弦细，舌黄腻，再拟前法增损。

海藻二钱　昆布三钱　生牡蛎五钱　川芎一钱　青皮一钱　橘核四钱　金铃子一钱半　山楂三钱　延胡索二钱　桃仁二钱　没药炭一钱　川黄柏一钱半

倒经吐血

冲任气逆，倒经上溢，故而吐血，拟顺气导血法。

苏子二钱　降香二钱　桃仁二钱　花蕊石三钱　红花八分　丹参三钱　炒蒲黄一钱　藕节炭三钱　泽兰叶二钱　怀牛膝二钱　参三七一钱研冲

（原载浙江中医杂志 1959 年 1 月号）

萧龙友医案

张绍重　整理

萧龙友老先生为北京著名中医之一，自 1904 年开始诊病，积有五十多年的经验。过去医案很少留底，解放以后又因年高限制，应诊不多。这里选录的七案，处方似很平淡，但大都屡治不瘥而获效者，特选出以供同道临床参考。

肺痨肝脾不和

刘伯薇，女，二十三岁，住苏州胡同一三三号，一九五三年十二月六日。

据述西医检查，有肺结核为患。但自身不觉疲乏，亦无咳嗽，只上高楼气有作喘之势，系肺有病征。经水以前尚充，近半年来量日见少，色亦不正，惟工作不感困倦，仅腹中作痛，此乃肝脾不调所致。法当从此消息，宁肺调肝肾为治。小心将护，不宜过劳，以期服药有效。

北沙参四钱　南白前二钱　大百合四钱　净百部三钱　全当归四钱　川芎片三钱　干生地五钱　赤芍药四钱　真阿胶三钱（研后下）　甘枸杞三钱　陈艾叶二钱（酒炒）　元胡索三钱　灵磁石五钱（先煎）　生甘草二钱

二诊：十二月十三日。

服前方三帖，惟觉肺部发胀，他无所苦。仍当宁肺舒气为治，小心将护，勿过劳累为要。

空沙参四钱　苦桔梗三钱　苦杏仁三钱　佛手片三钱　黄郁金二钱　大百合四钱　净百部二钱　制乳没各二钱　当归身四钱　生白芍五钱　延胡索三钱　蕲艾梗二钱　真阿胶二钱（研后下）　干藕节五枚

按：服七剂后三诊，于前方内加嫩白前二钱、生芪皮四钱、川芎片二钱，陈艾梗并增至三钱。再七剂后四诊，肺已不胀，前方加天花粉四钱。

风热喘咳

齐执中，男，六十岁，住景山西大街乙二号，一九五二年八月三十日。

近日因感风热化痰，成为喘咳，或不能起行，亦不安卧，耳内时鸣，喉际汩汩有声。法当从事清降。

空沙参三钱　薄荷梗二钱　西防风二钱　天花粉三钱　苦杏仁三钱　苦桔梗三钱　知贝母各三钱　半夏曲二钱　灵磁石四钱（先煎）　云苓块四钱　真郁金三钱　甘草三钱　鲜荷梗一尺　生姜二钱

二诊：九月十日。

服前方多帖，病去八九。但痰尚未尽，耳鸣未减，肝胃有热，肺气尚虚，法当从本治。

南沙参四钱　苦杏仁三钱　苦桔梗三钱　天花粉四钱　嫩白前二钱　京贝母三钱　肥知母二钱　云茯苓四钱　灵磁石四钱（先煎）　甘枸杞三钱　干生地三钱　生甘草一钱　生藕节五枚　甘菊花二钱

胃痛呃逆

邵金方，男，六十三岁，住白塔寺夹道二十三号，一九五二年七月十一日。

食物下胃不化，呃逆时作，滞而作痛，入腹之后，其痛更剧。此乃肝脾不和，气食两滞为患。业经月余，亟当和化，勿使成为膈症。

空沙参四钱　焦冬术三钱　炒枳壳三钱　连水炒川朴一钱　黄郁金三钱　制乳没各三钱　沉香曲三钱　生熟稻芽各三钱　佛手片三钱　焦鸡金三钱　白蔻仁三钱　甘草梢二钱　鲜荷梗一尺　生荸荠三枚（捣）

二诊：七月十三日。

腹痛已愈，惟尚作呃逆，咽物下胃，尚微作痛。肝胃未和，当依法再进。

南沙参四钱　五味槟榔三钱　玉金三钱　炒枳壳三钱　焦鸡金三钱　佛手片三钱　蔻仁二钱　六神曲三钱　炒稻芽三钱　土炒杭芍三钱　甘草一钱　鲜荷梗一尺

三诊：七月十八日。

据述服药尚安，惟不能平睡，睡下则胃部发梗而气不通。气食两滞，均尚未化当依法再进。

空沙参四钱　姜川朴一钱　六神曲三钱　山楂炭三钱　五味槟榔三钱　盐砂仁二钱　青木香二钱　炒稻芽三钱　黄郁金二钱　藿香梗二钱　焦鸡金三钱　佛手片三钱　鲜荷梗一尺

四诊：七月二十二日。

药后病已轻，因劳乏忽又反复，胃部作梗而更痛，仍当从本治。

空沙参三钱　苦桔梗三钱　沉香曲三钱　真郁金三钱　广木香二钱　盐砂仁二钱　川牛膝三钱　蔻仁一钱　花槟榔

三钱　首乌藤四钱　炒稻芽三钱　甘草梢一钱　鲜荷梗一尺

五诊：八月一日。

食物下胃，仍上泛作吐，腹痛不减，入夜睡后更甚。肠脾不和，故时发时止，仍当从本治。

南沙参四钱　连水炒川朴一钱　六神曲三钱　焦鸡金三钱　佛手片三钱　生熟稻芽各三钱　川黄连木香各五分　制乳没各二钱　盐砂仁二钱　五味槟榔三钱　灵磁石四钱（先煎）　赤芍药三钱　生荷梗一尺

六诊：八月四日。

各病皆轻，惟胃钝不开，宿滞不化，食物下咽，往往停蓄脘间，作胀且痛。法当从本治。

空沙参四钱　黄郁金三钱　沉香曲三钱　盐砂仁三钱　麸炒枳实二钱　焦鸡金三钱　炒稻芽四钱　腹皮三钱　盐炒槟榔三钱　苦杏仁三钱　广木香三钱　茯苓皮四钱　佛手片三钱　干藕节五枚

七诊：八月七日。

各病皆愈，惟尚吐痰涎，不吐则呃逆上冲难受。胃热脾湿，当从本治。

南沙参四钱　焦冬术三钱　炒枳壳三钱　白蔻仁三钱　黄郁金三钱　连水炒川朴一钱　酒黄芩三钱　六神曲三钱　五味槟榔三钱　青竹茹三钱　盐砂仁二钱　甘草梢二钱　生荷叶（一角带梗）五寸

胃痛肝旺

纪荣蕙，男，三十七岁，住瑞蚨祥鸿记，一九五二年六月二十五日。

患有胃病，肝气亦旺。往往胸膈偏右作痛，牵及胁肋及后背作痛。业经年余，时发时止，或重或轻。食物消化力薄，肝脾不和，为日太久，法当从本治。

米炒台党参三钱　土炒冬术三钱　麸炒枳壳三钱　真郁金三钱　制乳没各三钱　佛手片四钱　焦鸡金三钱　大腹皮三钱　沉香曲三钱　生熟稻芽各三钱　生甘草二钱　干藕节五枚　鲜苇根一尺

二诊：六月二十七日。

服前方各病皆轻，胃痛虽未减，然气已不四窜。食物消化力仍薄，当依昨法加减再进。

台党参三钱　炒枳壳二钱　盐砂仁二钱　黄郁金二钱　生熟稻芽各三钱　焦鸡金三钱　佛手片三钱　大腹皮二钱　沉香曲三钱　广木香二钱　生甘草三钱　生荸荠五枚（捣）

按：服此方三剂后，胃不痛，食渐能消化。原方去郁金、木香，加槟榔三钱、泽泻三钱、云茯苓四钱。

关节痛

韩一真，女，二十七岁，住泰山巷五号，一九五三年一月二十九日。

素体阴虚，故易动肝气而脾肾两亏。两手关骨作痛，两膝盖亦疼，周身无力，而喉际发痒直达胸次人字骨下均难受。月经如期，但块尚多，腰腹有时亦疼。法当从本治。小心将护，不易收效，因病沉久故也。

台党参三钱　全当归四钱　小川芎三钱　桑寄生四钱　制乳没各三钱　补骨脂三钱　黄郁金二钱　骨碎补三钱　川牛膝三钱　赤白苓芍各三钱　川贝母三钱　苦杏仁三钱　干地黄四钱　砂仁一钱半　生甘草一钱　干藕节三枚

按：二月一日复诊各病皆轻，原方加透骨草四钱、真松节四钱、广木香二钱。

腹泻

陆元炳，男，五十二岁，住南官坊口十七号，一九五二年八月二日。

溏泻已月余，色先黑后黄，腹鸣一痛则泻，日夜行五六次不等，并无红白，但有不消化之物。此乃脾湿肾虚之故，为日已久，当从本治。

台党参三钱　焦冬术二钱　炒枳壳钱半　赤白苓芍各三钱　大腹皮三钱　焦鸡金三钱　佛手片三钱　金毛狗脊三钱　生熟苡仁各四钱　芡实四钱　怀山药四钱　炙甘草二钱　生藕节二钱　大枣三枚　陈仓米一勺（微炒）。

二诊：八月四日。

服昨方，腹泻次数已减，肢体亦和，仅腹部尚疼耳。当依法加减。

米炒党参三钱　土炒白术二钱　炒枳壳二钱　桑寄生四钱　生熟稻芽各三钱　焦鸡金三钱　佛手片三钱　盐杜仲三钱　赤白苓各三钱　盐泽泻三钱　生甘草二钱　生藕节五枚。

三诊：八月十二日。

素体肝阳太旺，脾肾两虚，故头时发眩而作声，溏泄日行二三次不等，粪色黑多黄少。当属内热为患，仍从本治。

台党参四钱　珍珠母一两（先煎）　真龙齿六钱（先煎）　沉香曲三钱　生熟苡仁各三钱　芡实米四钱　生熟稻芽各三钱　炒扁豆四钱　灵磁石五钱（先煎）　大腹皮三钱　川牛膝二钱　甘草二钱　生白芍四钱　炒陈仓米三钱。

四诊：八月十四日。

头昏大减，大便已变黄，惟作溏恭日行一二次。内热已轻，肝脾未和，当从本治。

台党参三钱　炒冬术二钱　炒枳壳三钱　灵磁石四钱（先煎）　生熟苡仁各三钱　芡实米四钱　怀山药四钱　扁豆衣四钱　盐炒砂仁二钱　大腹皮二钱　茯苓块三钱　甘草二钱　陈仓米三钱

五诊：八月十六日。

服方尚安，惟腹中仍作坠痛，日夜尚泻二三次，中有不消化之物。中气略虚，当调理肠脾兼和肺胃以为治。

生黄芪三钱　米炒党参三钱　土炒白术三钱　炒枳壳二钱　生熟稻芽各三钱　焦鸡金三钱　佛手片三钱　大腹皮二钱　炒白扁豆四钱　芡实米四钱　赤白苓芍各三钱　甘草二钱　陈仓米三钱　烧枣三枚

腹泄虽止，脉见弦虚，血压极高，乃湿热上攻为患。热极易动风，亟当从事清降。

生芪尖三钱　生珍珠母两（先煎）　生左牡蛎八钱（先煎）真龙齿七钱（先煎）　灵磁石五钱（先煎）　炒栀子三钱　首乌藤四钱　粉丹皮三钱　川牛膝三钱　赤白苓芍各三钱　盐泽泻三钱　甘草梢三钱　陈仓米二钱　鲜荷叶（一角带梗）五寸

七诊：八月二十一日。

头部偏右间尚作痛，心烦而躁。内热太重，法当凉降。

九孔石决明两（生、先煎）　忍冬藤四钱　生栀子三钱　粉丹皮三钱　生石膏五钱（先煎）　苦杏仁三钱　灵磁石四钱

（先煎） 空连翘三钱 盐黄芩柏各二钱 知贝母各三钱 赤芍药四钱 生甘草二钱 鲜茅根八钱 鲜荷梗一尺

八诊：八月二十三日。

后脑偏右仍发沉，间亦作抽，此乃热邪上攻，有化风之象。心烦虽止而腹仍作痛作溏，内有不消化之物。法当标本兼治。

首乌藤两 香白芷三钱 白蒺藜三钱 西防风二钱 忍冬藤五钱 杜牛膝三钱 生栀子三钱 粉丹皮三钱 炒稻芽四钱 炒扁豆四钱 六曲块三钱 酒黄芩二钱 甘草梢二钱 鲜藕节五枚。

九诊：八月二十五日。

服药后各病皆轻，惟头额阵阵发昏，内热未尽，仍有上攻之象，法当从事清养。

空沙参四钱 蔓荆子二钱 西秦艽二钱 川牛膝三钱 炒栀子三钱 粉丹皮三钱 酒黄芩三钱 首乌藤八钱 赤芩芍各三钱 细生地四钱 炒稻芽三钱 甘草梢二钱 生荷梗一尺。

十诊：八月二十八日。

病愈八九，惟余邪未尽，尚攻头部发昏，法当善后。

南沙参四钱 香白芷三钱 首乌藤八钱 黄玉金三钱 川牛膝三钱 桑寄生四钱 忍冬藤四钱 赤芩芍各三钱 炒栀子三钱 酒黄芩二钱 大腹皮三钱 生甘草二钱 生藕节五枚。

痞块

小腹内有块已多年，并不为害。近因动气，食物不合，致大小便不畅。曾经医治，大便虽通而不畅，反觉心跳发热，小溲更觉不畅。此气食两滞，寒热混杂之病，新旧并发，当标本兼治。

空沙参四钱　藿梗二钱　黄郁金二钱　大腹皮三钱　连水炒川朴二钱　沉香曲二钱　焦鸡金一钱　茯苓皮四钱　车前子三钱　炒扁豆衣三钱　焦冬术二钱　甘草梢三钱　鲜荷叶（一角带梗）五寸。

二诊：八月二十二日。

素有胃病而肝旺肾虚，故动气则绕腹，右转向下，小腹胀痛。食物下胃，停滞不消，呃逆大作。病根已深。宜小心将护。

台党参四钱　黄郁金三钱　沉香曲二钱　葶苈子三钱　大腹皮三钱　金狗脊四钻（去毛）　茯苓皮四钱　广木香二钱　焦鸡金三钱　佛手片三钱　生熟稻芽各三钱　甘草梢三钱　生藕节五枚　大枣三枚。

三诊：八月二十四日。

胃纳略能消化，但食后往往上泛，腹中仍汩汩有声。按脐下痛处则思小便。脾肾两虚，寒湿未化，仍当从本治。

台党参四钱　焦冬术二钱　朱茯神三钱　黄郁金三钱　大桂枝三钱　炒白芍四钱　厚附片三钱　广木香二钱　制香附二钱　金狗脊三钻（去毛）　佛手片三钱　焦鸡金三钱　冬瓜皮五钱　苦葶苈二钱　大枣二枚。

四诊：八月二十六日。

服药尚安，痞块有化解之势，惟腹尚作痛，痛时遗溺少许则安。此乃湿热内挟为患，恐系寒邪所化，仍当从本治。（据述日来头昏流清涕温度加高当属感冒）

台党参三钱　藿梗三钱　苦杏仁三钱　黄郁金三钱　厚

附片三钱　狗脊三钱（去毛）　车前子四钱　冬瓜皮五钱　沉香曲三钱　酒芩柏各二钱　茯苓块四钱　甘草梢三钱　苦葶苈三钱　大枣三枚。

五诊：无日期。

近日因感风化热，咳嗽吐黄痰，两胁仍胀痛，腹中亦难受，得虚恭始安。法当标本兼治。

北沙参四钱　薄荷梗三钱　苦杏仁三钱　知贝母各三钱　制乳没梗三钱　真郁金三钱　甘草三钱　生藕节五枚　大枣三枚。

六诊：八月三十一日。

据述服药后胸次胀闷，小腹发凉，包块作跳，小溲因腹痛其量甚少。肾部虚寒心经有热，寒热相搏，故心跳而肾空疼。当从本治。

台党参四钱　甘枸杞四钱　瞿麦三钱　扁蓄三钱　厚附片三钱　大桂枝四钱　生杭芍三钱　朱枣仁三钱　抱木茯神四钱　真郁金三钱　灵磁石四钱（先煎）　甘草梢三钱　带心莲子十五枚。

七诊：九月六日。

服前方病已痊愈，近因动气停食，胸次连腹又觉胀痛，包块跳动不安，两胁肋亦形膨胀。先治标病，再议固本。

空沙参三钱　黄郁金三钱　焦鸡金三钱　佛手片三钱　老苏梗二钱　苦杏仁三钱　制乳没各三钱　冬瓜皮仁各五钱　丝瓜络三钱　云茯苓四钱　炒稻芽三钱　沉香曲三钱　生荷梗一尺　甘草梢二钱

（原载“中医杂志”1958年2月号）

62检